これからの
乳房再建
BOOK

岩平佳子
（ブレストサージャリークリニック院長）

主婦の友インフォス情報社

はじめに

ある日突然、乳がんと言われてしまったら、あなたはどう思うでしょう?『私は生きられるのかしら?』とすぐに命に結びつける人もいらっしゃるでしょうし、『乳房を失うのは絶対いやだ』と思われる人もいらっしゃるでしょう。『ずっと毎年検診していたのになぜ』と嘆く人もいらっしゃるでしょうし、『どうして私なの?』と悔しく思う人もいらっしゃるはずです。これらはすべて普通の感情ですし、事実、私がこれまで拝見してきた患者さんの感想です。しかし、もし本当に乳がんと診断されたら、まずは信用できる乳腺外科専門医を尋ね、乳がん治療について相談してみましょう。検査の結果、乳がんのできている場所、大きさ、がんの種類によって、手術を先にするのか、抗がん剤が先なのかが決まると思います。そして手術でも、がんの広がりや胸の大きさを考慮して、部分切除でいいのか、全部取ったほうがいいのか、乳輪乳頭は残せるのかも教えてくれるでしょう。もしもそれがあなたの意に沿う答えでなかったとしても、きちんとした乳腺外科専門医が出した答えであればそれが正解と思います。時々、自分の思ったような答えを言ってくれる先生を探し求めて彷徨い続ける患者さんがいらっしゃいますが、それは時間の無駄というものです。あなたが望む答えはあくまでも希望であって必ずしも正解とは限らないからです。『あの人が温存だったから私も』とはいかないこともあるのです。そして、たとえそれがあなたにとって厳しい答えであったとしても、その先生が誠実にあなたと向き合い、きちんと説明してくださるなら、その乳腺外科医を信じてください。これから何年もあなたと、そしてあなたの乳がんと向き合う主治医になってもらいたいかどうかを考えてみてください。

もし、乳腺外科医から『全部取りましょう』という答えが出たときに、「その後、また作れますよ」という言葉が続いたら、それが「乳房再建」です。私は乳房再建を専門としている形成外科医ですので、この乳房再建という言葉が出てきて初めてみなさんとお目にかかることになります。どうぞよろしくお願いいたします。

この本ではその乳房再建とはいったいどんな方法があるのか、どういう人がどういう方法に向いているかなどを、今、主流となりつつある人工物による再建を中心に解説します。また乳輪乳頭の作り方、よそで再建をしたけれど、今一つしっくりこないのはなぜなんだろう？　という疑問の答えも書いてみました。それを踏まえて、最初からお読みになるのもよし、自分に関係があると思われる部分だけお読みいただくのもよいと思います。

この本をお読みいただき、乳がんと言われて落ち込んでいたり、乳がん手術がすんで平らな胸を見てがっかりしているあなたの気持ちが少しでも明るくなり、前へ向かって歩いていこうという希望をもっていただければ幸いです。

これからの乳房再建BOOK——目次

第一章

乳がんと乳房再建の今

日本では乳がんが年々増えていて女性のがんの中では第一位。現在毎年6万人もの人に乳がんが発見されています。乳がんだと言われたら、まずがんの治療を考えなければなりません。以前はがんの治療はがんを取りきること。乳がんの場合、温存にしろ、全摘にしろ、がんのある乳房を切除することが治療だと考えられてきました。

がんを取りきったあとも、再発や転移の予防などが長く続くのが乳がん治療ですが、それだけではありません。乳房を取ってしまったままでその後の人生を送ることが、本当に「治った」ことになるのでしょうか？

私は以前から、病気で失った胸を取り戻して以前と同じ暮らしができることが本当の意味での治療の終了と考え、乳房再建に取り組んできました。この章では、乳がんとはどんな病気なのか、どんな治療が必要なのか、その際に乳房再建ということを視野に入れ、どんな選択を検討すべきなのかを、再建医としての私の立場で書きました。後悔しない乳がん治療を受け、美しい乳房を取り戻すために、乳房再建について知っておいてほしいと思っています。

乳房再建とは

乳房再建とは、乳がんの手術によって失った乳房を形成外科の技術でもう一度作り、乳がんになる前のように左右の胸のふくらみを取り戻す手術のことです。

何年か前に、ある女優さんが乳がんで亡くなりました。どうしても乳房を切除することを拒否され、温存しては再発を繰り返すうちに他の臓器に転移し、治療の甲斐なく亡くなったと報道されていました。乳房を失いたくない患者さんのお気持ちは痛いほどわかります。しかし、そのことによって命を失ってしまっては元も子もありません。乳房再建とはそこに射す一筋の光ではないかと私は思っています。

以前は手術を受けてがんを取り除き、命が助かればそれで治療は終わりと考えられていました。しかし、がんが治れば終わりではありません。胸を失ったことによる喪失感、生活上の不便さなどが解決されて初めて治療が終わった、元気になったと考えられるようになってきたのです。もちろん以前と全く同じ胸が反対側と同じように作れるわけではありませんが、「再建できるから全摘することもいとわなかった」「再建を楽しみにつらい抗がん剤治療をがんばれた」とおっしゃる患者さんも大勢いらっしゃいます。

最近、日本でも乳がんの罹患率が増加し、十五人に一人とも言われています。一時は高齢者の閉

column

経後乳がんが増加していましたが、最近では三十代、四十代の若年性乳がんが増えてきました。これから結婚、出産を控えた若い女性が乳房を失うのがつらいのはもちろんのこと、ご主人の定年を待って一緒に温泉に行こうと楽しみにしていた六十代の人、お孫さんができていっしょにお風呂に入るのが楽しみなど、乳房再建手術を受ける理由に年齢は全く関係ありません。

病気で失ったものを取り戻したいと考えるのは当然のことで、ようやく最近では乳房再建は乳がん治療の一環としてとらえられ始めています。以前は自家組織による乳房再建にしか保険が適用されていませんでしたが、2013年から順を追って人工物による乳房再建にも保険が適用されるようになり、「他の部位に傷をつけてまではやりたくないけど、人工物なら」と考えていらっしゃった患者さんにとって、人工物による乳房再建が身近なものとなりました。

一方で、乳房再建に過度な期待をするあまりトラブルも増え、また、人工物再建を非常に安易に考えている医師もいるため、がっかりするような結果になってしまったケースも後を絶ちません。

最も大切なことは、再建したことでストレスが増えてはいけないということです。そのためには、患者さんも勉強しなくてはならないし、医師も真摯に患者さんと向き合って、できること、できないことを明確にしなければなりません。

本書ではまずは乳房再建を分類し、それぞれの特徴、メリット、デメリットをきちんと理解してもらえるように解説します。

乳がんかもと言われたら

乳がんが疑われたらまず検査

乳房に触れてしこりを見つけたり、健康診断で乳がんの疑いがあると言われたら、精密検査を受けてみる必要があります。乳房に見つかるしこりがすべて悪性ということではありません。

まずは乳腺外科専門医を受診し、精密な検査を受けることが大切です。乳がんの診断は、問診に加え、視触診、マンモグラフィー、超音波検査などが行われ、さらに必要に応じてMRI、細胞診、組織診を行います。主な検査は左ページを参照してください。

残念ながら乳がんと診断されたら、まずがんの治療を受けることが必須です。自然とよくなることはありませんから、基本的には手術と補助療法によって治療を行っていきます。

患者さんの多くはがんが見つかったら一刻も早く治療を受けたいと思われるかもしれませんが、焦る必要はありません。

治療について検討する

治療の緊急性は乳がんの進行度（P13参照）、性質、患者さんの状態などによって異なります。乳がん治療で評判の高い病院や専門医は、治療を受けたいと望む患者さんも多く、手術が1、2カ月待ちになることも珍しくありません。

しかし、1、2カ月で急激に進行してしまうということはほとんどありませんから、もし自分が信頼できるからこの医師の治療を受けたい思ったら順番を待つしかないでしょう。また、自分の望む治療と専門医から示された治療が異なった場合はセカンドオピニオンを受けるのも選択肢の一つです、ただし、必ずしもあなたの望む

乳がんの主な検査

超音波検査（エコー検査）

超音波を乳房に当ててその反射波で作った画像を見て診断する検査です。乳房内にしこりがあるかどうかの診断に有効です。特に40歳未満の女性の場合、乳腺の密度が高いので、次で紹介するマンモグラフィーでは乳腺全体が白く写りやすく、しこりがあるかどうかわかりにくいのですが、超音波検査ならしこりを発見しやすいというメリットがあります。しこりの形や形状、境目の性状などで、良性なのか悪性なのかを判断することも可能です。

マンモグラフィー

乳房X線検査のことです。乳房をできるだけ引き出して圧迫板という薄い板ではさみ、押し広げて撮影します。そのため多少の痛みを伴うこともありますが、こうすることで診断しやすくなり、被曝量も減らすことができます。マンモグラフィーでは、腫瘤、石灰化などが確認できます。腫瘤とはマンモグラフィーで白く写るかたまりで、良性の場合もがんの場合もあります。「石灰化」とは真っ白な砂粒のような影が多数写ることですが、乳房の一部のカルシウムが沈着したもので多くの場合、良性ですが、小さなものが一箇所に集中している場合、悪性を疑い、さらに精密な検査を行うこともあります。

穿刺吸引細胞診、針生検、マンモトーム生検（吸引式乳房組織生検）

乳房のしこりがどんな病気によるものかを判断するために、細胞や組織をとって詳しく調べる検査です。病変部に直接針を刺して注射器で細胞を吸い出す針生検や穿刺吸引細胞診では細胞診が行えます。また、病変部に局所麻酔を行ってやや太めの針を刺し、細胞そのものを採取して組織診を行うのが針生検やマンモトーム生検です。触診やエコー検査、マンモグラフィーでしこりの存在がわかっても、その性質まではわからない場合に行われます。

その他の検査

上記の検査でほぼ乳がんであることが確定すると、CT検査、MRI検査で乳がんの広がりや転移を調べます。最近では、あらかじめわきの下への転移を確認するセンチネルリンパ節生検を行う場合もあります。これは転移しやすいいくつかの細胞を採取して、腋窩転移の有無を調べ、腋窩リンパ節郭清の必要性を判断する検査です。

治療が正しいとは限りません。自身の乳がんの状態や性質を知り、適切な治療を選ぶことが大切です。

乳がんの診断と治療についてはP15のチャートで示し、標準的な乳がん治療について簡単に解説します。乳がんと言われたら、まず大切なのはその乳がんを治療することです。その上で、失うかもしれない乳房を再び手に入れる乳房再建について、同時に考えることができればと思っています。治療の流れと再建の流れについて、正しい知識を持ってください。

乳がん治療とそのとき考えること

乳がんの治療は大きく分けて局所療法と全身療法に分けられます。局所療法とはがんを切除して取り除く手術療法がメインで、取り残したがんをやっつける放射線治療も局所療法の一つです。全身療法とは、目に見えないがん細胞が血液やリンパ液にのって全身に広がっている可能性に備え、がん細胞を死滅させるための化学療法（抗がん剤治療）と、がんが再発したり転移することを予防するために、がんの発生が女性ホルモンとかかわりのある人に対して行われるホルモン療法、がんの増殖を促すＨＥＲ２タンパクを狙い撃つ分子標的薬療法の３種類があります。

具体的な乳がんの治療法については次の項で解説します。ここで大事なことは、乳がんの治療法によって、その後の乳房再建にも関係するということです。温存手術を選べばその後に放射線照射を伴います。

全摘手術の場合、「乳輪乳頭は残せますよ」と言われることもあります。「残せる」という言葉は魅惑的。でも、残せるのなら残したいと考えるのは自然なことです。でも、残した乳輪乳頭が果たしてあなたの思っていたものになるのか確認してください。

乳がんの手術と、術後に再びきれいな乳房を取り戻すことの間にはときに誤解や思い込みが起こりがちです。まず乳がんの治療を完璧に行うことが重要。でもその後の生活はどうするのか、乳がんと診断されたときにこそ考えておいてほしいと思います。

乳がんのステージ（病期）

乳がんという診断がついた場合、がんが乳腺の中でどの程度広がっているか、遠隔臓器に転移しているかについての検査が行われます。乳がんの広がり、すなわち乳房のしこりの大きさ、乳腺の領域にあるリンパ節転移の有無、遠隔転移の有無によって大きく５段階の臨床病期（ステージ）に分類され、この臨床病期に応じて治療法が変わってきます。

０期		乳がんが発生した乳腺の中にとどまっているもので、極めて早期の乳がんです。これを「非《ひ》浸潤《しんじゅん》がん」といいます。
Ⅰ期		しこりの大きさが２㎝（１円玉の大きさ）以下で、わきの下のリンパ節には転移していない、つまり乳房の外に広がっていないと思われる段階です。
Ⅱ期	**Ⅱａ期**	しこりの大きさが２㎝以下で、わきの下のリンパ節への転移がある場合、またはしこりの大きさが２～５㎝でわきの下のリンパ節への転移がない場合。
	Ⅱｂ期	しこりの大きさが２～５㎝でわきの下のリンパ節への転移がある場合。
Ⅲ期 局所進行乳がん	**Ⅲａ期**	しこりの大きさが２㎝以下で、わきの下のリンパ節に転移があり、しかもリンパ節がお互いがっちりと癒着していたり周辺の組織に固定している状態、またはわきの下のリンパ節転移がなく胸骨の内側のリンパ節（内胸リンパ節）が腫れている場合。あるいはしこりの大きさが５㎝以上でわきの下あるいは胸骨の内側のリンパ節への転移がある場合。
	Ⅲｂ期	しこりの大きさやわきの下のリンパ節への転移の有無にかかわらず、しこりが胸壁にがっちりと固定しているか、皮膚にしこりが顔を出したり皮膚が崩れたり皮膚がむくんでいるような状態です。炎症性乳がんもこの病期に含まれます。
	Ⅲｃ期	しこりの大きさにかかわらず、わきの下のリンパ節と胸骨の内側のリンパ節の両方に転移のある場合。あるいは鎖骨の上下にあるリンパ節に転移がある場合。
Ⅳ期		遠隔臓器に転移している場合です。乳がんの転移しやすい臓器は骨、肺、肝臓、脳などです。
再発乳がん		乳房のしこりに対する初期治療を行ったあと、乳がんが再び出てくることを「再発」といいます。通常は他の臓器に出てくること（「転移」と呼びます）を指し、Ⅳ期の乳がんとあわせて「転移性乳がん」と呼びます。手術をした乳房の領域に出てくることは「局所・領域再発」と呼んで区別します。

出典：国立がんセンター

乳がんの主な治療法と治療の流れ

手術療法

◆乳房温存手術　ステージ0、Ⅰ、Ⅱ期の乳がんに対する手術で、乳房を部分的に切除し、がんを取り除く手術です。残った乳房に再発しないように、温存術には放射線照射がセットになっています。

◆乳房切除術　大胸筋と小胸筋を残し、乳房をすべて切除する手術で全摘と呼ぶこともあります。現在はこの亜型として、乳房の皮膚を残して乳腺組織のみを切除する皮膚温存乳房切除術や、乳輪乳頭も残す乳頭温存乳房切除術が増えつつあります。

20年以上前には、できるだけ周囲まで切除したほうが再発しにくいと考えられ、わきの下のリンパ節から大胸筋まで広く切除するハルステッド手術が行われていました が、近年、広く切除しても再発率や生存率に差はないことがわかり、この術式はほとんど行われなくなりました。以前にこの術式で乳がん治療を受けた場合、皮膚が足りなかったり、大胸筋が切除されているため、人工物による乳房再建がむずかしい場合もあります。

その他の補助療法

◆放射線照射　乳房温存手術を受けた場合は、残した乳房に手術で取りきれなかった可能性のある目には見えないがん細胞を完全に死滅させるため、また残した乳腺にあらたにがんが再発しないように放射線照射することは必要です。一方、全摘手術を受けた人でも、わきの下のリンパ節に4個以上がん細胞が見つかったり、しこりの大きさが5㎝以上ある場合は、再発する可能性が高いことから放射線照射したほうがいいとされています。術側の胸全体と、鎖骨上窩に約5週間で総量50グレイ照射するのが標準治療です。

治療の流れフローチャート

乳がんと診断

術前化学療法・分子標的薬療法（外来）

手術前に抗がん剤や分子標的薬を投与し、がんの縮小をめざす。抗がん剤がきくがんかどうかもわかる。

Memo 再建のことを考える

乳がんと診断されて、これから先、どうしようと動揺している時期。でも、この時期にイミーディエット（同時再建）を受けるか、とりあえず乳がんの治療《ちりょう》だけをするか決める必要があります。P17のチャートも参考に考えてみます。

手術

- 乳房温存手術
- 乳房切除術
- 乳頭温存乳房切除術
- センチネルリンパ節生検
  腋窩リンパ節郭清　など

部分的に切除する乳房温存手術、乳腺をすべて切除する乳房切除術のほか、乳輪乳頭だけを残す手術もある。わきの下のリンパ節に転移がある場合は郭清を行い、転移があるか不明ならセンチネルリンパ節生検を行って判断。

組織検査

- 腫瘍の大きさ
- ホルモン受容体
- HER2受容体
- 核異型度
- 腋窩のリンパ節転移の有無　など

手術後に乳がんの大きさや種類、悪性度（核異型度）、女性ホルモンによる影響を受けるか、分子標的薬の効果があるタイプかを調べる。腋窩リンパ節郭清を行った場合、何個の腋窩リンパ節に転移があったかも調べる。

術後化学療法・分子標的薬療法（外来）

目に見えないがん細胞を攻撃し、転移や再発を防ぐために抗がん剤や分子標的薬の投与を行うことがある。

放射線療法（外来）

乳房温存療法を行った場合は残したがん細胞を死滅させるために必ず放射線照射を行う。全摘した場合でも、腋窩リンパ節に転移があった場合などは放射線照射を行うこともある。

ホルモン療法（外来）

ホルモン感受性乳がんの場合、がんは女性ホルモンをえさとして増殖するので、女性ホルモンを減らす薬や、乳がん細胞と女性ホルモンが結びつくのを抑える薬で再発等を防ぐ。

84ページでも解説していますが、皮膚がダメージを受けるので、乳房再建には影響の大きい治療です。

◆**化学療法（抗がん剤治療）**　しこりが大きい乳がんや、皮膚に浸潤して手術が困難な局所進行性乳がん、炎症性乳がんの場合は術前に抗がん剤を使用することが第一選択となります。がんを縮小させることで手術を可能にしたり温存手術ができるようにしたりします。手術で浸潤がんであることがわかった場合、血液やリンパの流れにのって他の臓器に転移している可能性や、手術の際に目に見えないがんが取り残された可能性もあります。そのようながんを根絶させ、再発、転移を防ぐ目的で術後に化学療法を行います。

乳房再建に対する化学療法の影響は、副作用で白血球が減少し、感染しやすくなることです。人工物再建では感染は大きなトラブルなので、抗がん剤投与中はエキスエキスパンダーに水を入れないなど、特に注意が必要です。

◆**分子標的薬治療**　最近ではがんの表面に「増殖しろ」という指令を出すＨＥＲ２というタンパクをもつタイプのがんがあることがわかり、このタンパクだけを狙い撃ちする分子標的薬という薬剤が開発され、比較的副作用の少ないことで期待されています。組織検査でＨＥＲ２陽性と診断された人に適応で、抗がん剤同様、全身に散っているがん細胞をたたくことが目的。術前、術後いずれかに行われ、もちろん人工物再建と並行して行えます。

◆**ホルモン療法**　ホルモン受容体陽性の乳がんに対して適応になります。乳がんには女性ホルモン（エストロゲン）をえさとして増殖するタイプがあり、そのえさの取り込み口をホルモン受容体と言います。ホルモン療法には、体内のエストロゲンの量を減らすことにより再発を防ぐ方法と、乳がん細胞内のえさの取り込み口からえさを取り込むのをじゃまする方法があります。これは閉経前であるか、後であるかにより使い分けられます。

ホルモン療法の乳房再建への影響は、抗エストロゲン作用のあるホルモン剤を服用することで、体内の女性ホルモンが減少し、結果として健康なほうの乳房が小さくなったり、萎縮してくることです。

治療とともに再建の時期を検討

乳がんと診断

↓

ショックで何も考えられない → ディレイド（二次再建）

起きたことは受け入れて手術のことを考える

↓

胸は絶対に残したい

乳がんだと言われたが、胸を残したいという場合乳房温存手術を検討します。ステージ0、I、II期でしこりの大きさが3cm以内が目安。しかし術後に放射線照射を行うこと、残せるとはどういうことか（P22参照）も検討して。

→ 乳房温存手術

全部取って安心したい

乳がんだとわかった以上、取り残したり再発したりする可能性を減らすためにも乳腺、乳輪、乳頭すべて取ってすっきりしたい。その上で乳房再建をしてふくらみを取り戻したいので、乳がん手術と同時に再建に取り組みたい。

→ 乳房切除術（全摘術）
皮膚温存乳房切除術（皮下乳腺全摘術）
&
イミーディエット（同時再建）

乳輪乳頭だけでも残せないか

乳腺はがん細胞を残さないように全部取り除きたいが、乳輪乳頭は残して乳房再建手術を受け、できるだけ、手術前の外観を残したいという希望。しかし、乳がんの位置によっては乳輪乳頭の位置がずれてしまい、元通りにはならないことも。

→ 乳頭温存乳房切除術（乳輪乳頭温存皮下乳腺全摘術）
&
イミーディエット（同時再建）

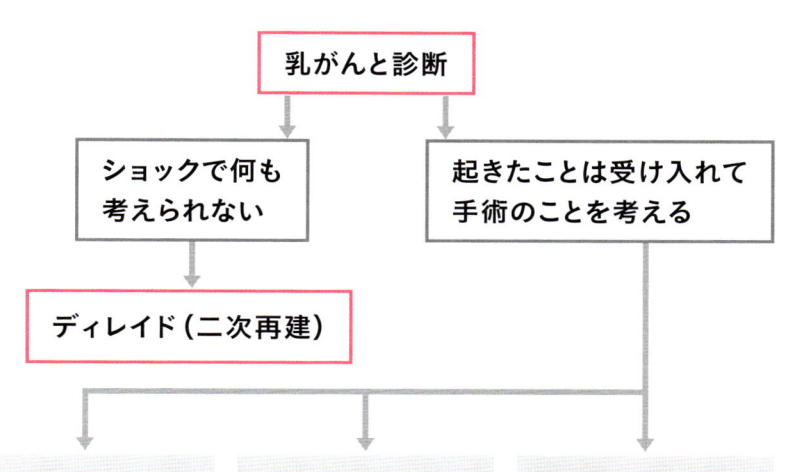

知っておきたい乳房のこと、乳がんのこと

乳房とはどんな組織？

乳がんと言われたら、乳房にがんができているということはわかります。でも、乳房の構造はわかりますか？簡単にいうと肋骨の上に大胸筋、小胸筋といった筋肉があり、その上に乳腺というお乳を出すための組織があります。乳腺は腺房と腺小葉という組織が乳管とつながり、乳頭に集まってお乳を出します。乳頭の周囲には乳輪という皮膚とは違った色素を持つ部分があります。乳腺の周囲は乳腺脂肪体というやわらかい脂肪におおわれ、その上を表皮がおおっています。

乳がんの手術で、乳房切除術という場合、多くは乳腺とその周囲の脂肪に加え、乳輪乳頭を切除する手術をいいます。乳輪や乳頭は乳腺が集結した部位なので、がん細胞が集まってくる可能性も高く、通常はここまで切除することが多いようです。

それに対し、乳頭温存乳房切除術という手術法もあります。これはがんが比較的初期であったり、非浸潤がんの場合、乳輪や乳頭から距離があって、ここにはがん細胞がないと考え、これらを残して乳腺だけを全部取り除く方法です。

また、乳房再建で、組織を拡張するためにティッシュエキスパンダーを挿入したり、その後インプラントを入れるのは大胸筋の下です。左ページの乳房の構造図を見ると、乳がんが発生する乳腺が胸膜を隔てて大胸筋より表皮側にあることがわかります。

そのため、人工物で乳房を再建しても、その後の乳がん検診に影響がないことも理解できると思います。

乳輪乳頭温存皮下乳腺全摘術では乳輪や乳頭を残せることをうれしく思う人もいますが、必ずしも残せることがよい結果に結びつくとは限りません（P22参照）

[redacted]

乳房の構造

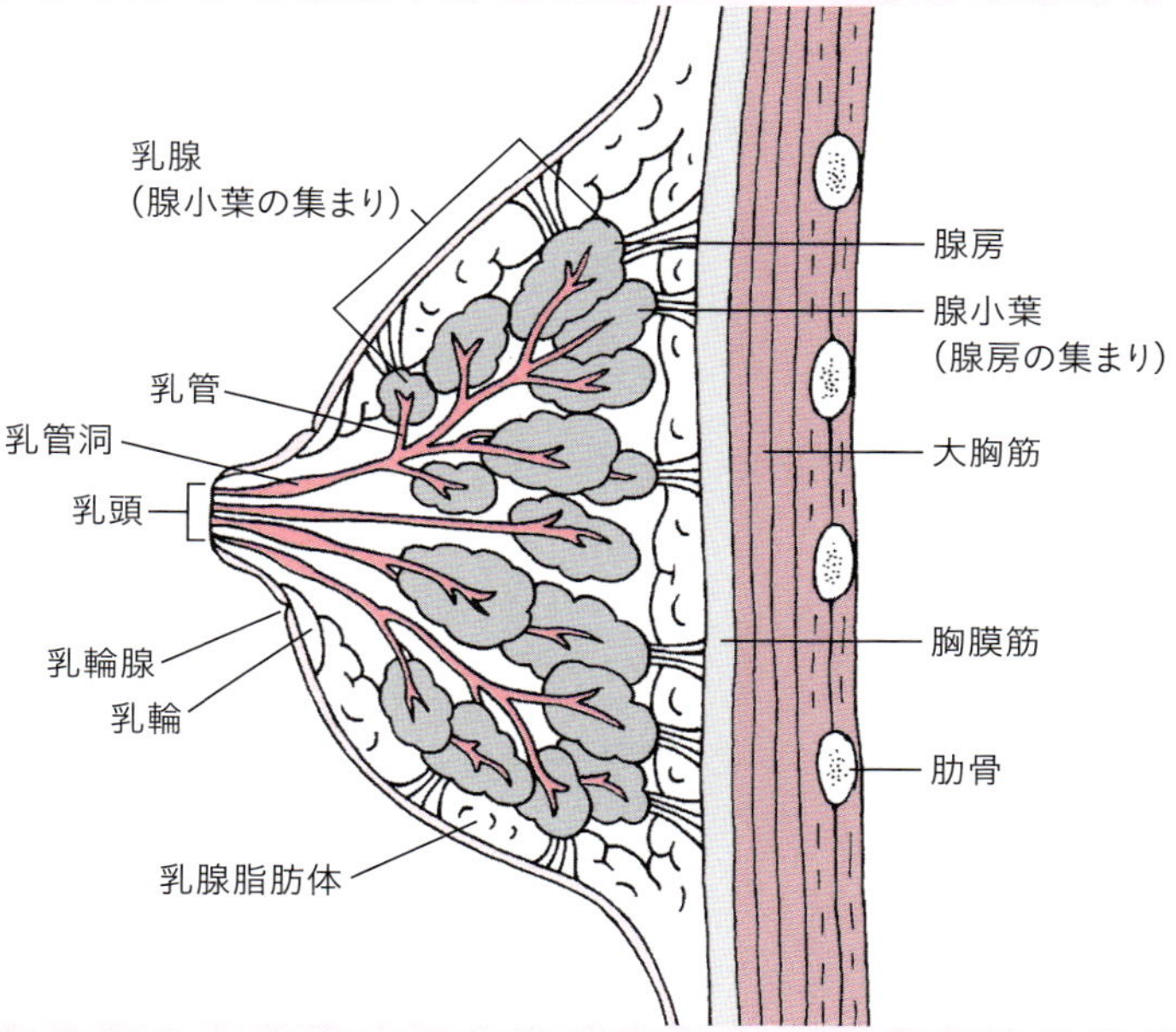

乳がんのできる領域による分類

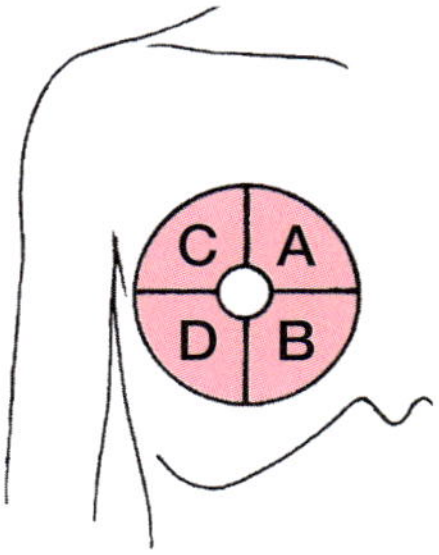

同じ大きさの乳がんでも、乳がんの位置によって乳輪乳頭が残せるか残せないかが異なったり、人工物再建を行ったあと、リップリングが現れやすかったりという違いがあります。乳がんが乳房の上部（A、C領域）にある場合、インプラントの上部の縁が目立ちやすかったり、逆に下方（B、D領域）にある場合は温存による変形が起こりやすいので、全摘＋再建を選択したほうがよい結果を得られるという傾向もあります。

乳がん治療の今

何もかも切る時代から乳房温存の時代を経て再建の時代へ

日本における乳がん手術では、かつては乳房やリンパ節にとどまっているかもしれないがんも切り取る目的で、乳房のみならず、大胸筋、小胸筋、腋窩から鎖骨のリンパ節まで切除するハルステッド手術や胸骨傍リンパ節まで切除する拡大乳房切除術と呼ばれる方法が行われていました。

しかし、近年はどれだけ広く切除するかではなく、乳房のみを切除することを原則に、術後に全身に広がっているがんがあるか、またそれを薬物療法で死滅させることができるかどうかの考え方から、抗がん剤やホルモン剤の投与といった全身療法や、放射線照射といった局所療法が優先されるようになりました。さらに診断技術の進歩により、早期発見、早期治療が可能となり、乳房を部分的に切除し、放射線照射を行う乳房温存療法が過半数を超えるようになりました。一時はマスコミでも『乳房温存手術をやるのがいい病院』のように謳われ、いわゆる「温存神話」が確立されたのです。

しかし一方で、温存にこだわるあまり無理な手術をしたことで、結果的に整容性は得られなかったり、あるいは放射線照射をしたにもかかわらず残した乳房に再発する乳房内再発が起こったりということもありました。

そんな時代を超え、最近では人工物による乳房再建手術が保険適用になったこともあり、全摘＋再建をすることが主流となりつつあります。これが温存術のときと同様に一時の流行にならないように、その患者さんにとって最良の乳がん治療であるためには、乳房切除だけでなく、乳房再建も本当にきれいに行われる技術が広まることが肝要と言えるでしょう。

✳ 全摘＋再建の例 ✳

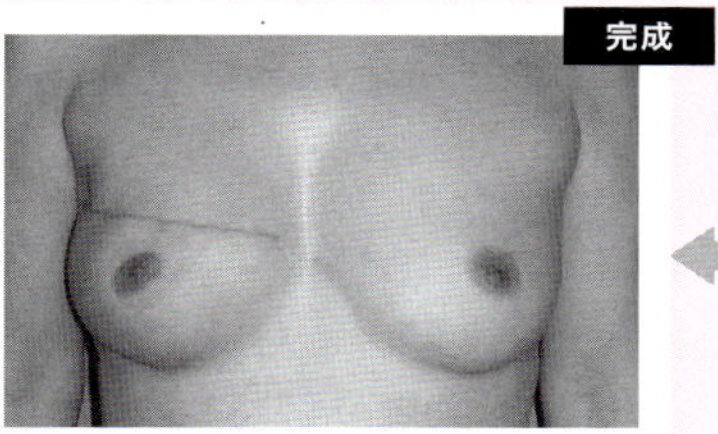

全摘後、エキスパンダーで皮膚拡張し、インプラントに入れ換えた例。

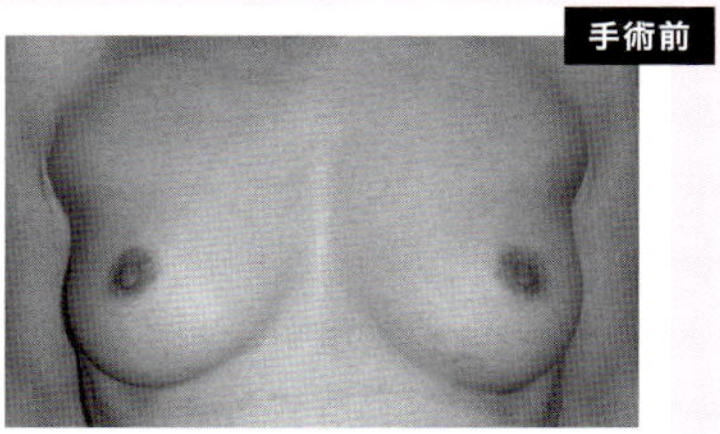

乳がん手術前の乳房。

✳ 温存による変形 ✳

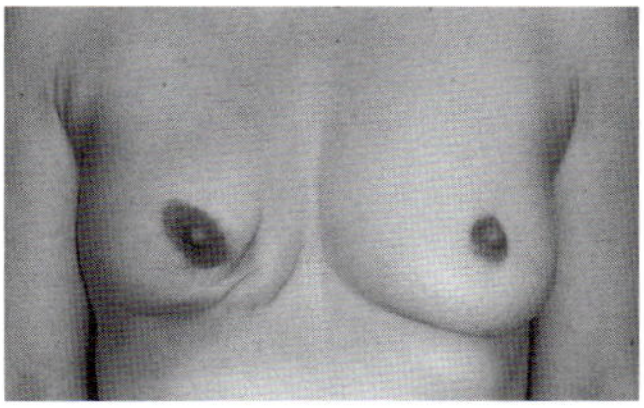

がんは小さいから温存できると言われたが、へこみによる変形は目立つ。

✳ かつての手術 ✳

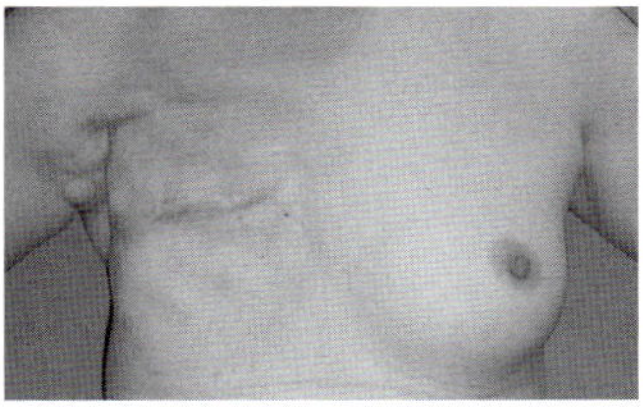

ハルステッド手術例。

Mini column

温存時代を超えて全摘＋再建の時代に

最近、乳がん手術の術式は、乳房温存手術にかわり、乳房全摘術＋乳房再建が急激に注目されています。

2008年の米国臨床腫瘍学会（ASCO）ではすでに、総合病院メイヨークリニックの医師が「乳房全摘術が増加している」と発表しています。これは、進歩した乳房再建術が全摘とセットになっていることが最大の要因だといわれています。

また、がんの検査も進化し、MRIの普及で、これまでわからなかった目に見えないがんの広がりなどがわかるようになってきて全摘が選択されているのも理由のようです。

日本でも、乳房再建は自家組織、人工物どちらでも保険が適用になったことも後押しし、変形の可能性がある乳房温存手術より、全摘＋再建が優勢になってきています。

すっきりとがんを取りきり、きれいな胸を再建しようという方向に移行してきているということでしょう。

残せるということの危険な思い込み

温存するのがよい病院？

乳がん手術が決まったとき、自分の胸を残せる温存手術を選びたいと思うのは当然だと思います。もし全摘と言われても、できれば乳輪乳頭だけでも残したいと思う気持ちもわかります。ただ「残せる」と聞くと、「今の状態でそのまま残る」と思ってしまいがちです。

私たち形成外科医のところには、何とかしたい、直したいと不満を抱えている人がいらっしゃり、異口同音に「こんなふうに変形するとは思わなかった」と言います。

かつてはマスコミも「温存するのがいい病院」のように取り上げていましたから、腫瘍が大きいにもかかわらず、無理しても温存しようとする乳腺外科医もいました。

しかし最近では無理な温存はしない傾向で、乳腺外科医も、変形が大きくなりそうなら「全摘＋再建という選択肢がありますよ」とすすめる傾向です。それでもまだ「温存で」という人も多く、次々と病院を渡り歩いて結局押し切られた病院が温存手術を行い、結果「こんなふうになるとは思わなかった」と言っても自己責任としか言いようがありません。

温存による変形は特に下方（B、D領域）に乳がんがある場合は顕著です。乳がん学会で定めた温存手術の適用は腫瘍の大きさが3㎝までですが、乳腺外科医は目に見えないがん細胞を取り残さないようにがんの周囲を数センチ大きく切ると思います。そうなると相当大きな乳房でも変形することは避けられません。しかも乳房を残した以上、再発予防の放射線照射は必須です。

温存できると言われ、「ちょっと傷がつくだけ」「少し小さくなるだけ」、「自分だけは大丈夫」と都合のいいように思い込んでいると、術後に現実との乖離に悩むことになります。

残せる神話に惑わされない

これと同じ現象が今、乳頭温存乳房切除術でも起こっています。「乳輪乳頭を残せますよ」と言われれば、そのまま残ると思い込んでしまいがちですが、実は術後、乳輪乳頭は上外側に移動してしまうことが多いのです。特に上方(A、C領域)に乳がんがあった場合は、全摘する際に乳がんのあった部分は取り残しのないように脂肪などをたくさん切除するので、そちらに皮膚が引っ張られ、乳輪乳頭が移動してしまうためです。もともと下垂気味の乳房の場合も乳腺を切除すると下垂感がなくなり、皮膚が上方外側に引っ張られます。その結果乳輪乳頭もずれてしまいます。極端にずれた状態では、いくらエキスパンダーでふくらませても、シリコンインプラントに入れ換えても自然には治りません。正面から見て対称じゃない、ブラジャーから乳輪乳頭が出てしまうということになり、結局、位置移動の手術をする人も少なくありません。自分の都合のいいように思い込まずに、主治医とよく相談しましょう。

✳ 残せると思ったのに変形してしまった例 ✳

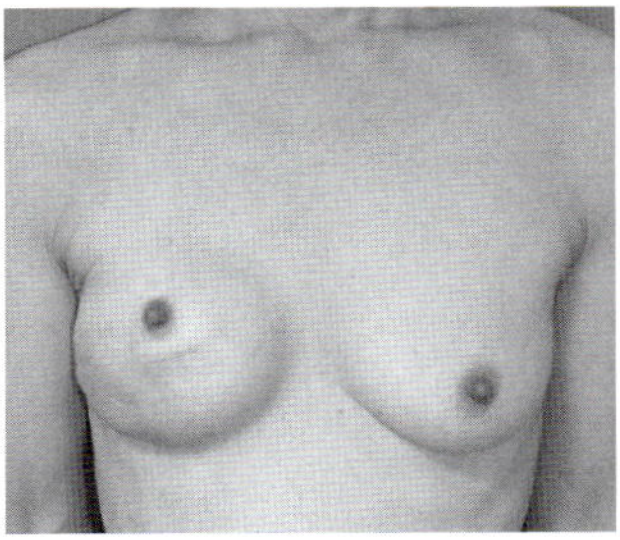

乳頭温存乳房切除術で乳輪乳頭を残し、その後再建。乳がんがC領域にあったためその周囲をしっかり切除して組織が不足し、乳輪乳頭が引き上げられて非対称に。再建しても位置は治らない。

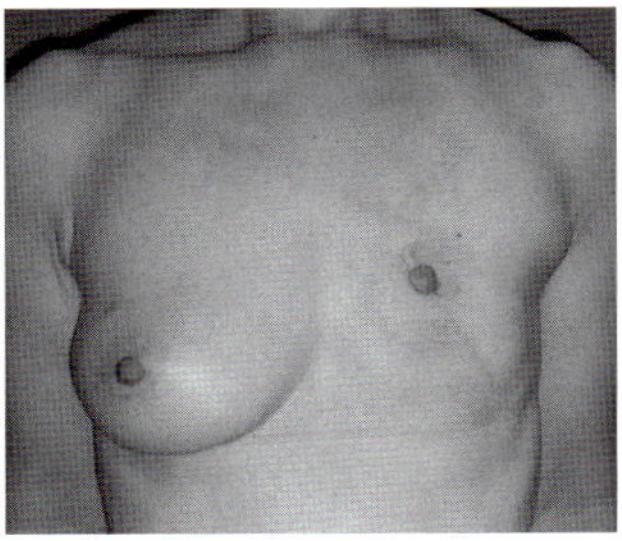

温存手術という名目で乳輪乳頭および、わずかな乳腺や脂肪組織が残されているが、左右対称とはとてもいえず、ボリューム感も含め、全摘と変わらないレベルに。

乳房再建、いろいろな選択肢

乳房再建の方法は一つではありません。時期や術式によって様々な種類があります。どんな方法があるのかを知り、自分にとって最善の方法を選ぶことが大切です。ここでは乳房再建にはどんな種類があるのかについて説明します。どれを選ぶのかは17ページのチャートも参照して考えてみてください。

再建素材による分類

人工物（インプラント）か自家組織か、再建素材による選択肢があります。

◆人工物による再建

ティッシュエキスパンダー＋シリコンインプラントを用いた再建です（詳しくは28ページ）

◆自家組織による再建

広背筋皮弁、腹直筋皮弁、穿通枝皮弁などを用いた再建です（詳しくは32ページ）

◆人工物と自家組織の併用

人工物＋広背筋皮弁、人工物＋脂肪注入などがあります（詳しくは36ページ）

時期による分類

いつ行うかによって同時（Immediate）と術後（Delayed）二つの選択肢があります。

◆イミーディエット（同時再建）

乳がん手術と同時にエキスパンダーを入れる、もしくは自家組織を移植することを言います。一次再建、同時再建、一次二期再建などいろいろな呼び名がありますが、中に入れるものと時期をごっちゃにしたわかりにくい名称だと思っています。乳房再建を専門とする形成外科医なら人工物再建を行う場合は特別な事情のない限りエ

イミーディエット（同時再建）の例

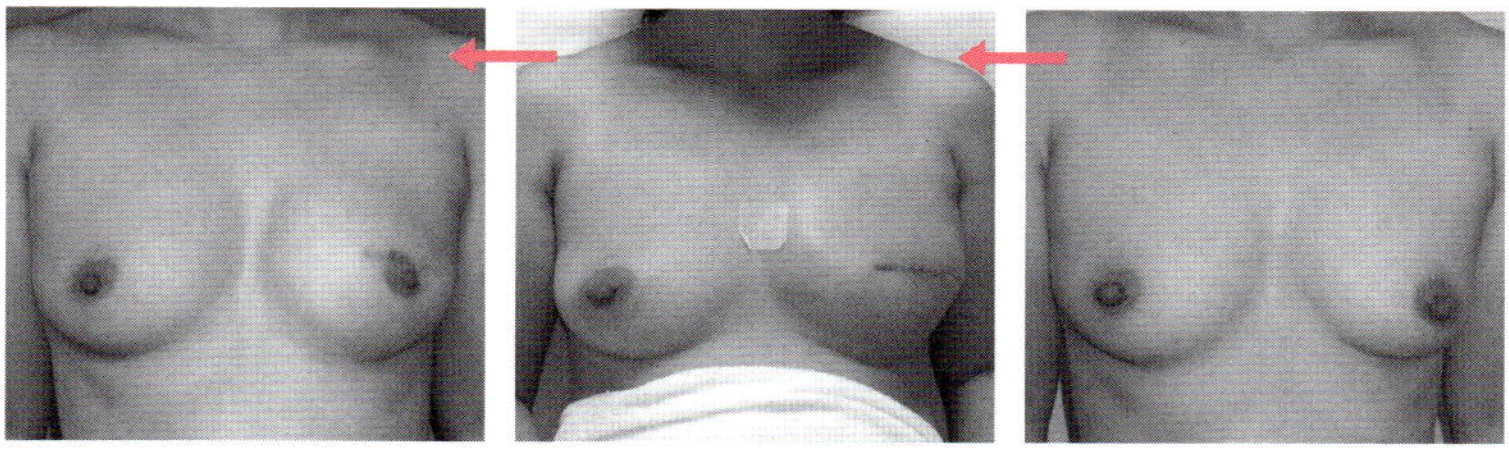

インプラントに入れ換え、乳輪乳頭も作って完成。

乳がん手術直後。エキスパンダーを挿入し、生理食塩水をわずかに注入。

乳がん手術前の状態。

ディレイド（二次再建）の例

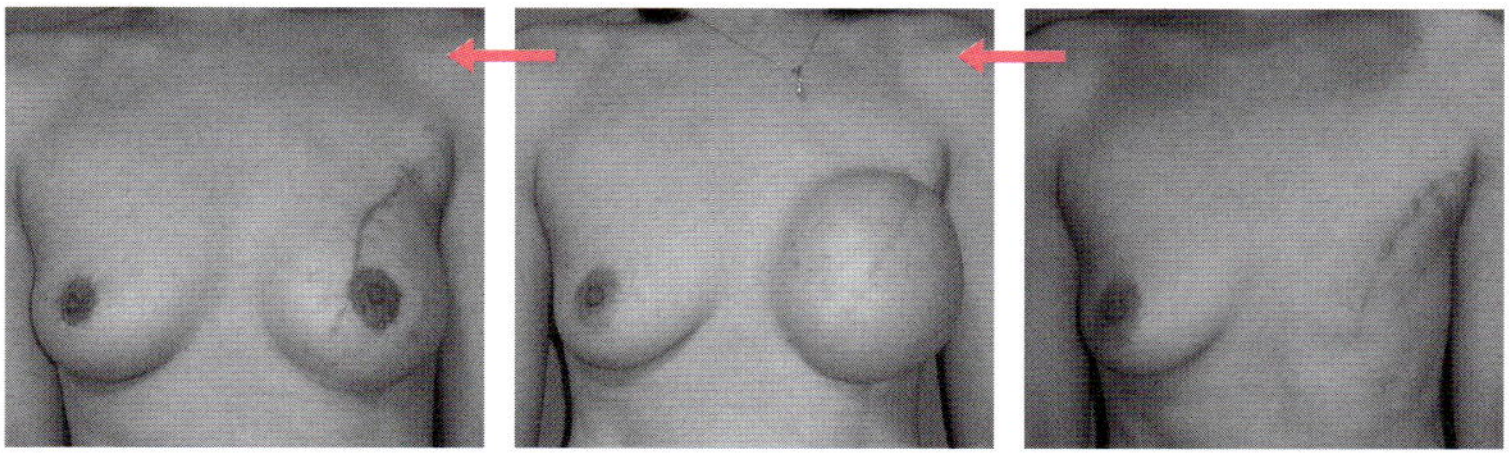

インプラントに入れ換え、乳輪乳頭も作って完成。

エキスパンダーを挿入し、フルに伸展した状態。

エキスパンダー挿入前。

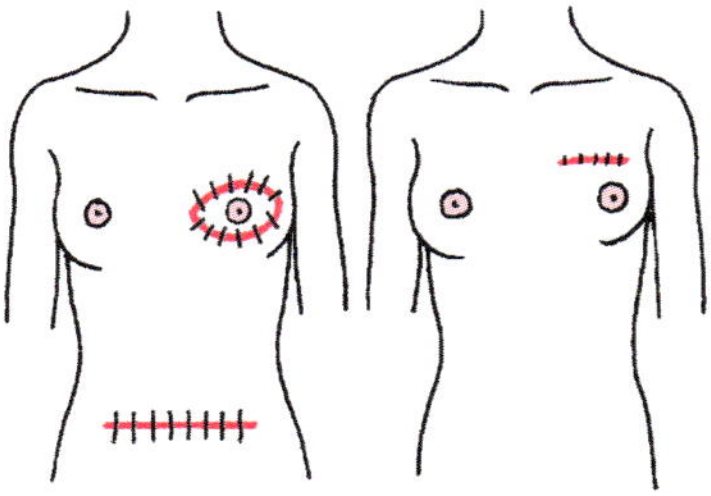

自家組織　　人工物

● 人工物と自家組織の傷

人工物での再建では、イミーディエットでもディレイドでも基本的には乳がん手術の傷を利用するので傷は増えません。自家組織の場合には、再建乳房を作るための組織をとる採取部にも傷ができ、ダメージも大きいのが特徴です。

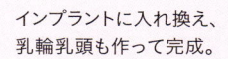

キスパンダーを使用します（その理由はＰ50で説明します）。したがって乳がん手術と同時にエキスパンダーを入れたり自家組織移植をすることを「すぐに」という意味で私はイミーディエット（同時再建）と呼んでいます。同時といっても数カ月後にインプラントへの入れ換えがありますし、自家組織なら形を整える手術もあります。

イミーディエットの最大のメリットは術後、喪失感がないことです。つらい乳がん手術が終わり、麻酔から覚めたときに胸のふくらみがあるかどうかは精神的にずいぶん違うとみなさんおっしゃいます。術後ガーゼを取ってペチャンコになった胸を見て、初めて涙が出たという話を聞いたこともあります。エキスパンダーによるふくらみがあれば気持ちはずいぶん違うのでしょう。

デメリットは、乳がんがどんな状態でどんな治療を受けなければならないかというだけでも大変なときに、再建を決心し、術式の選択までしなければならないことです。また乳がん手術を受ける病院がイミーディエット（同時再建）に対応していないと無理という問題も。

◆ディレイド（二次再建）

乳がん手術からしばらくたってから再建するのがディレイド（二次再建）です。メリットはゆっくり考える時間があること。術後の喪失感を味わっているので、自分が本当に再建したいのか、なぜ再建したいのかを見つめて決断できるということでしょう。

多くの場合は抗がん剤治療なども終わっているので、再建に全力を注げ、乳がん治療とは別の病院で再建できるので、信頼できる再建専門医を選べるということは大きな強みです。

デメリットは、エキスパンダー挿入手術や自家組織移植を改めて行うので、手術が1回多くなることと、一定期間喪失感を味わわなくてはならないことです。どちらが自分に向いているか、乳がんの状態はもちろん、仕事や性格、考え方によって選択することが大切です。

◆一回法

ティッシュエキスパンダーを使った組織拡張を行わず、いきなりシリコンインプラントを入れる方法です。

✳ 時期による再建のメリット、デメリット ✳

Immediate Reconstruction

イミーディエット（同時再建）

＝

乳がん手術と同時にエキスパンダーを入れること

メリット

- 喪失感を味わわなくてもすむ
- 手術が１回少ないので肉体的負担が減る

デメリット

- 考える時間が短い（乳がん手術についてと同時に考えなければならない）
- 病院を選べない（基本的に乳がん手術優先で選ぶ）
- 乳がんの組織検査がすんでいないので今後の治療法がわかっていない

Delayed Reconstruction

ディレイド（二次再建）

＝

乳がん手術から時間をおいてエキスパンダーを入れること

メリット

- ゆっくり考える時間がある
- 病院、方法を選べる
- 本当の不便さを感じてから再建を検討できる

デメリット

- 喪失感を味わわなくてはならない
- 手術が１回多い
- 手術が多い分、金銭的にも負担がかかる

ハウツー
乳房再建

人工物による乳房再建について

人工物を利用する再建法

人工物による乳房再建とは、乳がん治療のために切除した乳腺や脂肪のかわりにインプラントという人工の乳房を挿入し、ふくらみを取り戻す治療をいいます。

乳がんの手術法が進化し、近年では乳房切除術（全摘）でも大胸筋や皮膚はできるだけ残す傾向にあるので、人工物による乳房再建の可能性も広がってきました。同時に、インプラントの素材も飛躍的に改善され、安全なコヒーシブシリコンインプラントが開発されています。

人工物を使う乳房再建では、基本的にはティッシュエキスパンダー（組織拡張器）によって再建側の皮膚を十分に伸ばし、インプラントを入れるスペースができたら、シリコンインプラントに入れ換えます。ふくらみができたら、乳輪と乳頭を作って完成です。この手順はP40からくわしく解説しています。

新しく傷を作る必要がないことがいちばんの長所で、切除した患側の乳房を作るだけでなく、反対側の乳房を豊胸したり、つり上げて若々しくするなどのオプションも可能です。

インプラントは基本大胸筋の下

インプラントは皮膚の下ではなく、大胸筋の下に入れるのが特徴です。これは、乳がん手術によって乳腺だけでなく、皮膚の下の脂肪も取るので、皮膚が破れて露出する可能性を避けることも理由ですが、いちばん大切なのは、もし局所再発したとしても、皮膚、その下の脂肪、大胸筋上に発生するからです。インプラントを大胸筋の下に挿入すれば、触診やエコー、マンモグラフィーなども受けられ、乳房再建が再発の発見を遅らせることはありません。

人工物による乳房再建の図解

● **イミーディエット（同時再建）でのステップ**

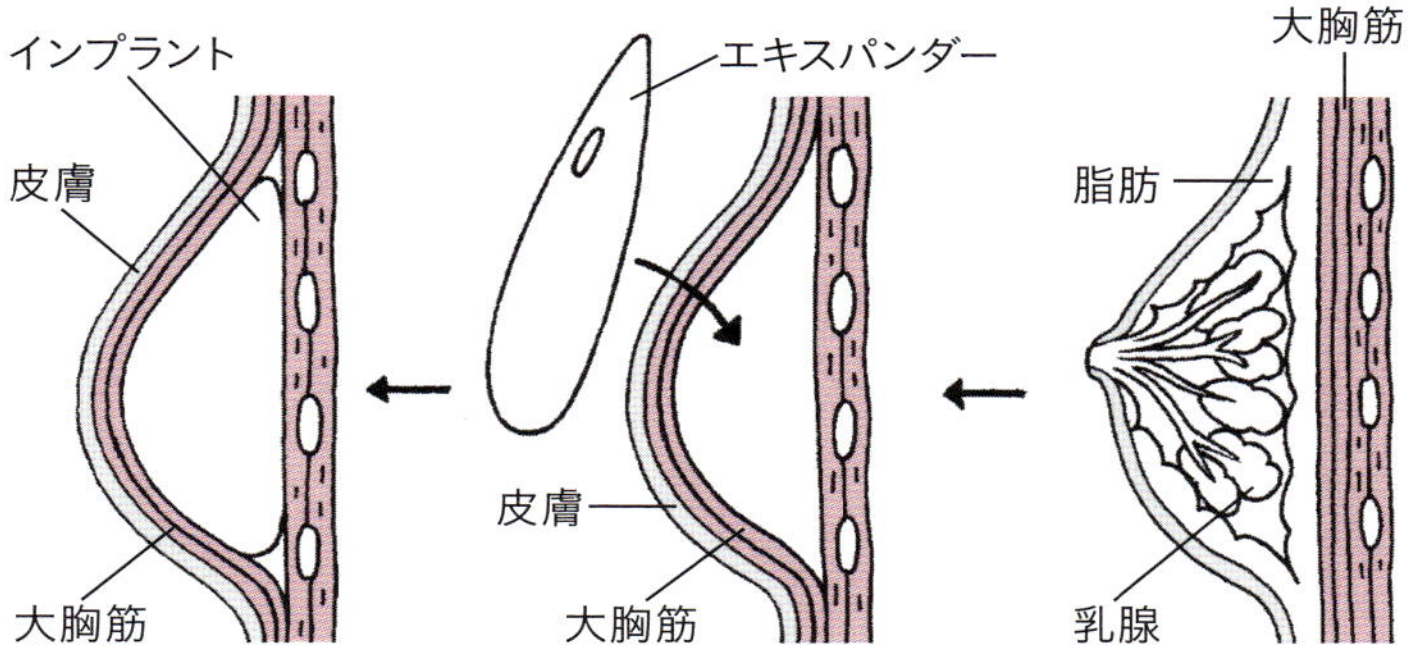

● **ディレイド（二次再建）でのステップ**

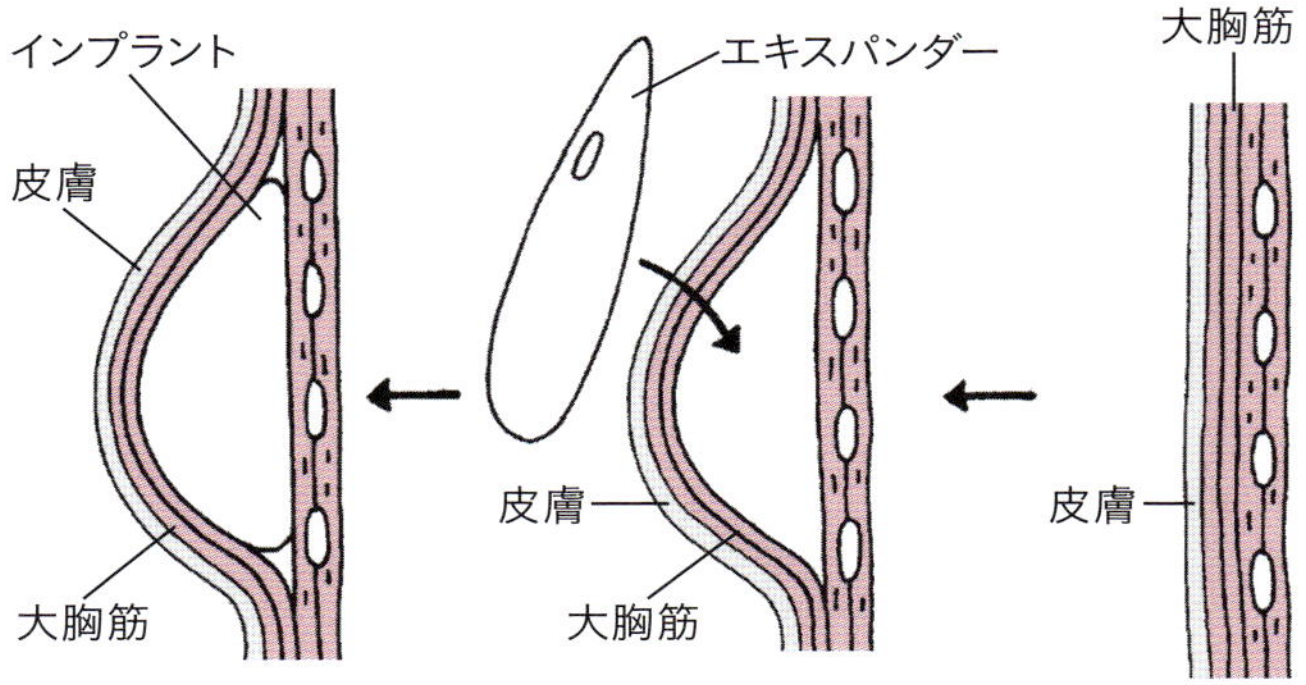

ハウツー乳房再建

人工物による再建に向く人向かない人

再建の美しい仕上がりは元の胸の形とインプラント選びから

ある日、知り合いの大学病院の先生から電話がありました。「すみませんが、250gのインプラントをお持ちではないですか？」とおっしゃいます。「幅はどのくらいですか？厚みは？」と伺ったところ「とにかく250gくらいなんですよねえ。いや、もうちょっとあるかな」と。

人工物再建は既製品のインプラントを使います。インプラントは立体ですから、幅と高さと厚みで容量が決まります。同じ250gでも、幅が広くて厚みが薄いものもあれば、幅が狭くて前に突き出したような形もあります。真ん丸な250gも存在します。実際の乳房を測定し、いかに反対側と似たようなインプラントを選ぶのかがきれいな仕上がりのポイント。よって「およその重量」だけで選ぶことは決してありません。

このことから乳房の形で人工物再建に向く形、大きさがあるので説明しましょう。

最も人工物向きの乳房はお椀型で、ある程度のボリュームがあるタイプです。薬事承認されたインプラントは米国の会社のものなので、どちらかというと大きいものが種類も豊富です。あまりに小さすぎたり、大きくても垂れていて裏側に手が入るような形だと特にディレイド（二次再建）の場合は対称性がとりにくいのです。大胸筋の下に入れたエキスパンダーで伸ばす皮膚は前には突出しても下に垂れてはいかないからです。

生活スタイルに合わせて選ぶことも

また、日頃からスポーツをしている活動的な人には人工物が向いています。私の患者さんにはプロゴルファーやテニスプレーヤー、サッカー選手もいますが、みなさん再建されて普通に試合を転戦しています。ボールが当たっても、試合後にうつぶせでマッサージを受けてもインプラントなら問題ありません。

仕事が忙しくて、再建手術にそう時間はかけられないんだけど……、という人も人工物再建が向いています。

つまり、大きさや形だけでなく、仕事や趣味、ライフスタイルによって再建方法は選ぶべきなのです。

この際だから反対側も大きくしたい

「この際反対側もちょっと大きくしようかな」と思っている人もインプラント向きと言えるでしょう。豊胸や挙上についてはP66で詳しく説明します。

インプラントはアメリカの基準で保険適用になったため、保険のきくアナトミカルタイプ（しずく型）のインプラントはどんなに小さなものでも厚みが2.9㎝あります。それよりも小さな胸の人は保険適用外の小さなインプラントを探すか、豊胸しないと対称性が得られません。

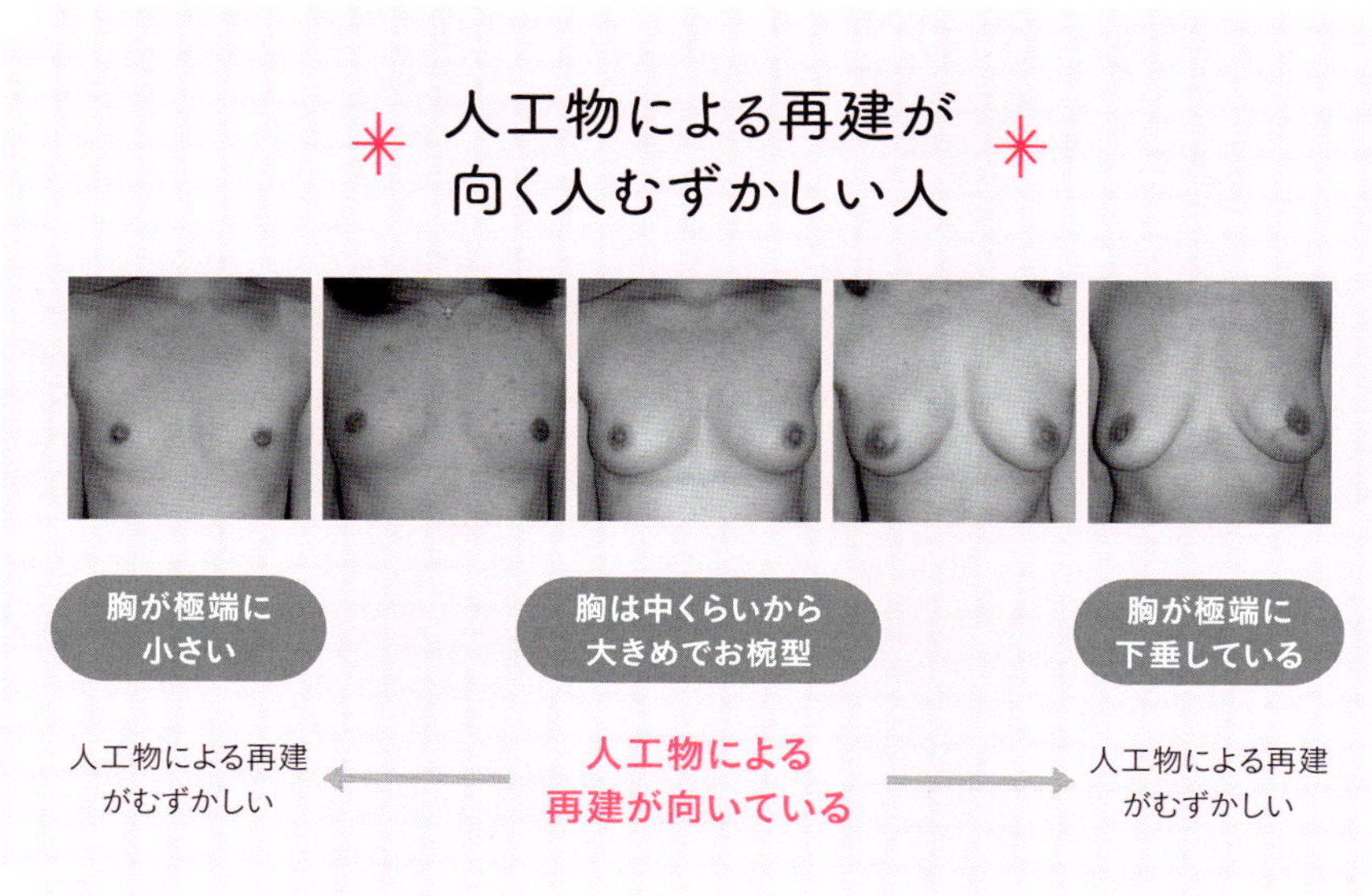

ハウツー乳房再建

自家組織による乳房再建

自家組織による乳房再建とは、お腹や背中など自分の体の一部から皮膚や脂肪をかたまりで採取して（これを皮弁と呼びます）、乳房として胸に移植して再建することです。自家組織による再建は、ここ十数年で劇的な進歩を遂げています。大きく分けて二つの方法がありますが、どちらも体の一部を切除して移植することに変わりはありません。

体の組織はすべて血液から栄養をもらって生きていますが、その栄養を運ぶ血管の確保の仕方で二つに分けられます。

◆有茎筋皮弁法

有茎とは読んで字のごとく、その皮弁に茎がついていて、その茎を切り離さずに回転させて移動することです。茎というのが『腹直筋』であり、『広背筋』なのです。筋肉の中には栄養を運ぶ血管が何本か入っています。そして筋肉自体も非常に血行豊富です。ですから、その茎（筋肉）が責任をもって栄養を補充してくれる範囲の皮弁は、最も血の巡りのよい状態で胸に移せるわけです。

しかしあくまでも茎付きですから、その茎が届く範囲までしか皮弁を持っていかれないということが欠点です。自ずと乳房再建に用いられる有茎皮弁は胸部に届くお腹を使う方法（腹直筋皮弁法）と背中の筋肉を使う（広背筋皮弁法）に限られるわけです。

もう一つの欠点としては、茎になる筋肉ごと取ってしまうので、特に腹直筋皮弁法では腹筋が弱くなってしまうこと、また、時にはヘルニアになってしまうこと、筋肉は、使わなくなると萎縮してくる（廃用性萎縮）可能性があるので、特に広背筋皮弁のように皮弁自体に筋肉がたくさん使われていると、のちのち萎縮して乳房が小さくなってしまう可能性があるのです。しかし技術的には

[redacted]

広背筋皮弁による再建

● 広背筋皮弁による傷の位置

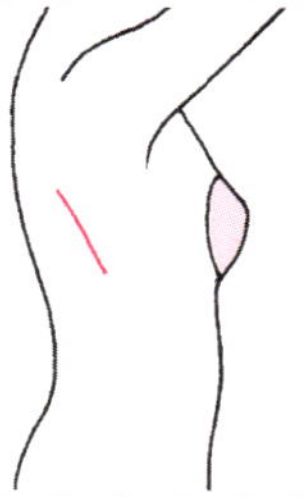

背中に傷とへこみが残るが、ブラジャーをすれば隠れる部分。

● 広背筋を使う再建

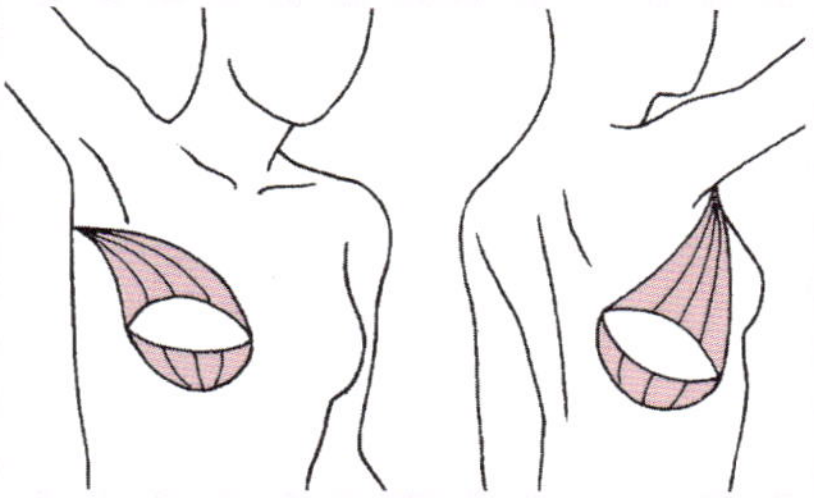

背中の広背筋とその周囲の脂肪を広く採取し、血管は切り離さずに筋肉ごとわきの下を通して胸に移植する。

簡便で形成外科専門医であれば、（心得があれば乳腺外科医でも）手術時間も通常3時間程度ですみます。

◆遊離皮弁（穿通枝皮弁）法

これに対して遊離皮弁は『遊離』という言葉の通り、皮弁を一度体から切り離して別の場所に移植するので、移動距離や自由度にはほぼ制限がありません。その代表が穿通枝皮弁です。ただ、栄養源は筋肉から切り離された糸のように細い穿通枝と呼ばれる血管のみです。移植に適した皮弁（多くはお腹）に栄養を運んでいる血管（動脈と静脈）を筋肉の中から見つけ出し、これをきちんとその皮弁につけた状態で切り離し、移植したい場所の血管と縫合することで血流を確保するのです。

つまり、遊離皮弁には血管を見つけて切り離す

穿通枝皮弁とは

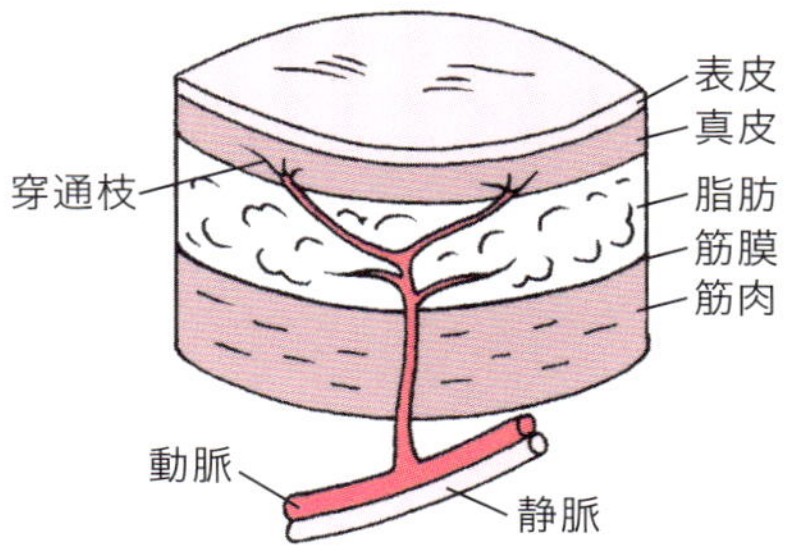

技術、胸の血管と吻合する技術、移植した皮弁を乳房らしく整える技術の三つが必須になります。技術だけでなく病院に顕微鏡などの設備が整っていないとできません。細い血管なので、血栓で詰まってしまったり、折れ曲がって血流がとだえ、皮弁に届かなかったりしたら、壊死して腐ってしまいます。

そうなると、乳房は再建できなかったのに、お腹に大きな傷だけが残るということになります。ですから、術後、血管が間違いなく開通するまでは、皮弁を頻回にチェックし、何かあったときにすぐに再手術できる体制が整っていること、また患者さんも数日間、安静にしている必要があるのです。

また血管だけつながっても、アンパンのようなかたまりがただ胸にのっかっているだけでは再建した意味がありません。手術中、何度も何度も体を起こして対称性を確認するのは人工物と同じですが、人工物以上に術者のセンスと技術が問われます。手術時間も最低5時間はかかるでしょう。

また、有茎、遊離どちらの皮弁でも、皮弁を採取したところに大きな傷が残ることは変わりません。形成外科医は縫うのも得意ですから、いつか目立たなくなりますが。ですから、自家組織による乳房再建は、患者さん自身にも覚悟が必要です。「どうしても人工物に抵抗がある」とか、「自家組織でやりたい」という気持ちがあり、本当に技術とマインドのある乳房再建専門医に頼むことが大切です。

しかし自家組織移植は、うまくできれば有茎であれ遊離であれ、血の通った組織で作られるので、非常にあたたかく、これは人工物再建には決して出せないものです。

ただ、よく誤解されやすいのは、自家組織移植だと年をとれば反対側と同じように垂れるとか、しぼむとか思われがちですが、所詮お腹の脂肪であり、背中の筋肉ですので、反対側の胸と同じように垂れたりしぼむことはありません。そこをかんちがいして自家組織移植を選択するのは間違っていると思います。

[redacted]

腹直筋皮弁による再建

有茎腹直筋皮弁法で使う筋肉と残る傷跡

● **有茎筋皮弁法**
血管をつないだまま腹直筋と脂肪を胸に持っていき、移植する方法。

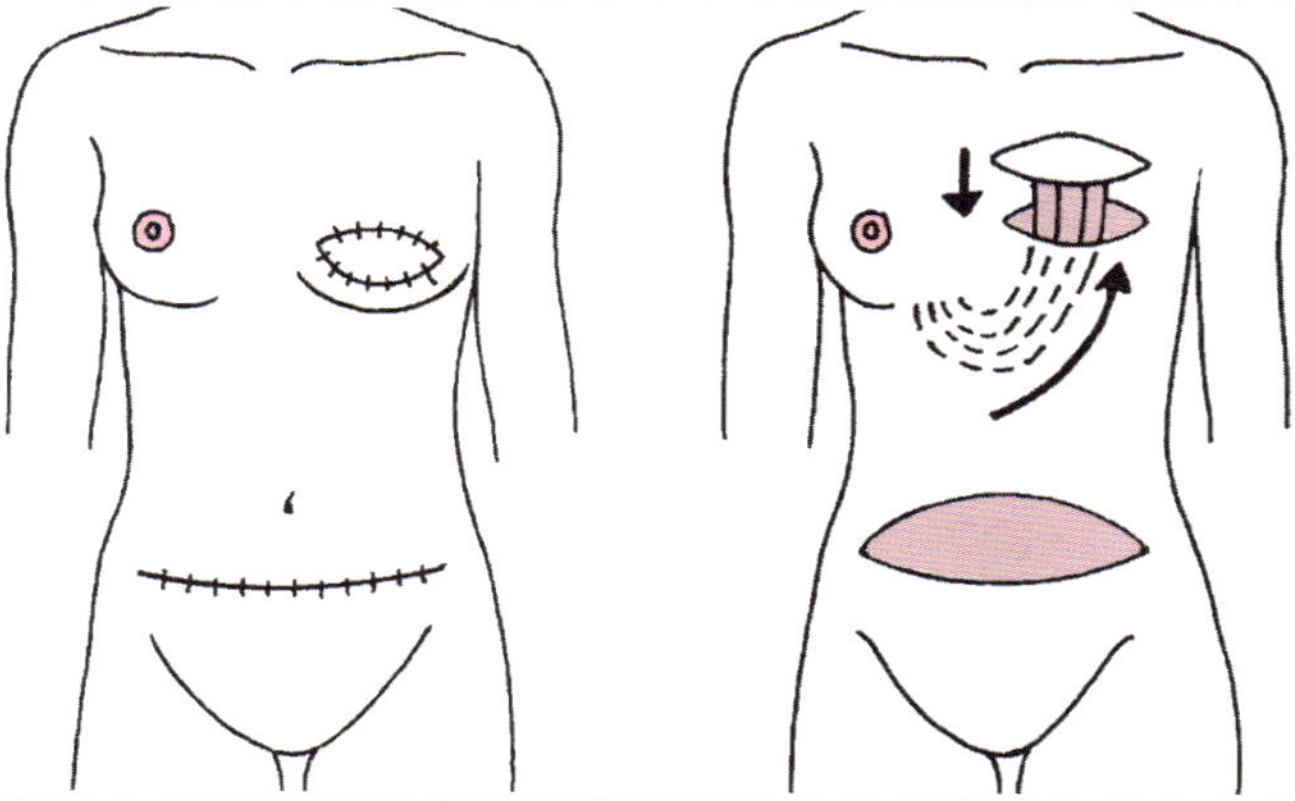

腹部の穿通枝皮弁を使う場合

● **遊離皮弁法**
一度血管を切り離して皮膚と脂肪を取り、胸の血管とつないで移植する方法

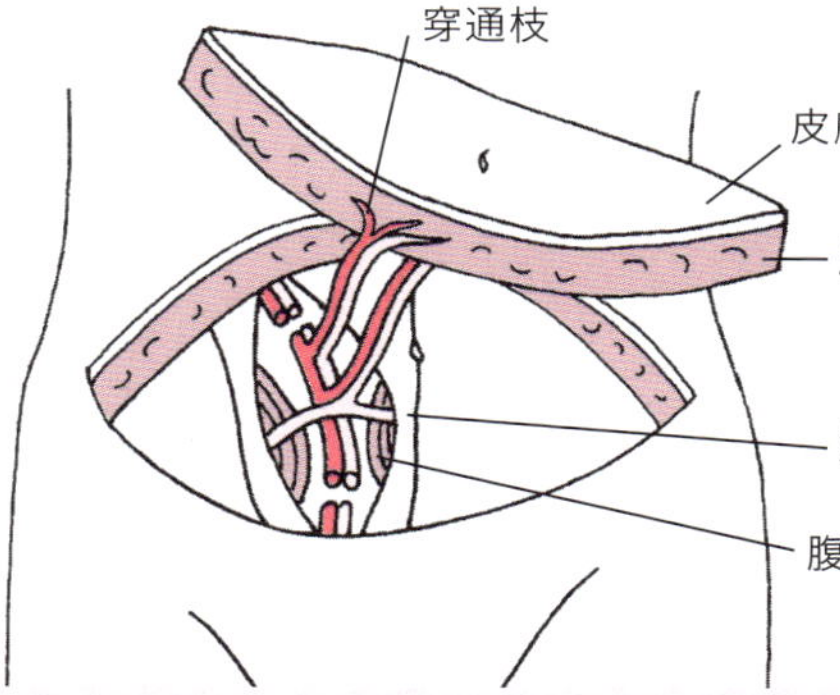

ハウツー乳房再建

人工物と自家組織の併用

人工物と自家組織の併用とは

自家組織再建は人工物を使用しないことに意味があり、併用というと『何か違う』と思うかもしれませんが、どうしても人工物だけではできない人、自家組織だけでは足りないという人がいるのも確かで、以下のような人には人工物と自家組織の併用が行われることがあるのです。この場合、広背筋皮弁との併用が一般的です。

❶ハルステッド手術で大胸筋まで切除していたり、皮膚や脂肪をたくさん切除している場合
❷放射線照射を受けている場合
❸やせていて自家組織だけでは足りない場合

実例1 Hさんの場合

Hさんは❶のタイプで、皮膚や脂肪、大胸筋の一部まで切除されている状態でした。確かにその部分は皮膚が薄すぎ、エキスパンダーを入れるのはためらわれました。そこでまず、えぐれた部分に広背筋皮弁を移植し、その下にエキスパンダーを入れました。中央の皮膚はパッチワーク状で色が違うけれど、インプラントに入れ換え、乳輪乳頭を作ると目立たなくなり、とても喜んでくれました。

実例2 Fさんの場合

Fさんは放射線照射を受けた❷の例。最初は人工物での再建が希望でしたが、伸展中に皮膚が破れる可能性を話すと、その場合は広背筋皮弁の併用に移行すると言います。少しでも負担がかからないように反対側の挙上も行い、途中まではうまくいったのですが、ある日皮膚が真っ赤になって炎症を起こし始め、結局皮膚が裂けてしまいました。Fさんは迷いなく広背筋皮弁の併用を希望

しました。乳がん手術を受けた病院で二泊三日の入院が必要となりましたが、広背筋皮弁で覆った後は順調で、インプラントへ入れ換え、乳輪乳頭の作成も終了しました。

この方たちはもしかしたら自家組織だけで再建できたのかもしれません。しかし広背筋皮弁は薄く、反対側が大きめの場合、ボリューム不足になりがちで、無理に腰のほうの脂肪まで使うと壊死する可能性も高くなります。腹部からの穿通枝皮弁という選択肢もありますが、入院期間も長く、腹部のダメージも大きくなります。このことから、胸のふくらみは人工物で出し、足りない皮膚や脂肪などは広背筋皮弁でという方法が、現実的ではないかと思います。

また放射線照射を受けた人はまず人工物でやってみて、無理だった場合には広背筋皮弁を併用するか、すべて自家組織にするか、再建を断念するか選択しなければならないことを事前に理解してもらうことが必要です。お二人にも最初によく説明したので、スムーズに併用へ移行できました。

Hさんのステップ

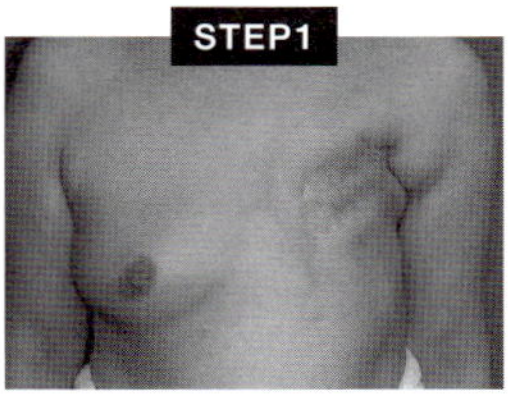

ハルステッド手術で筋肉も脂肪も取り、放射線照射も受けていた。

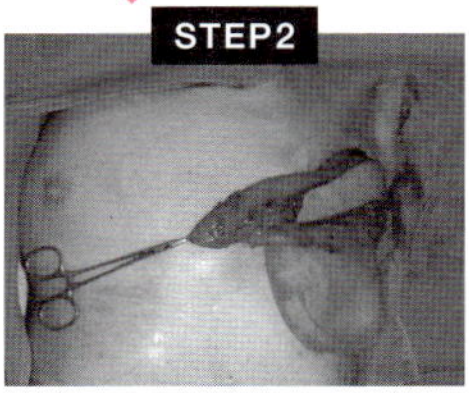

まず広背筋皮弁法で皮膚と筋肉を移植し、エキスパンダーを入れる強度とスペースを作った。

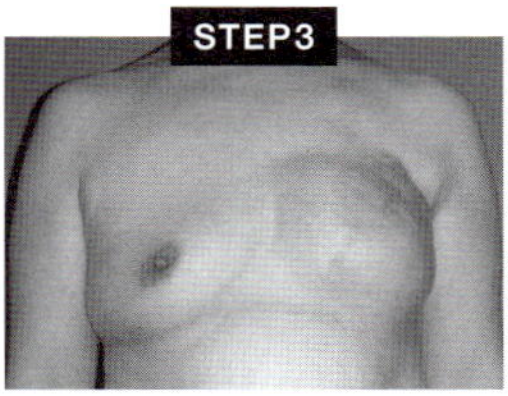

エキスパンダーに生理食塩水を注入していき、皮膚を伸展させる。

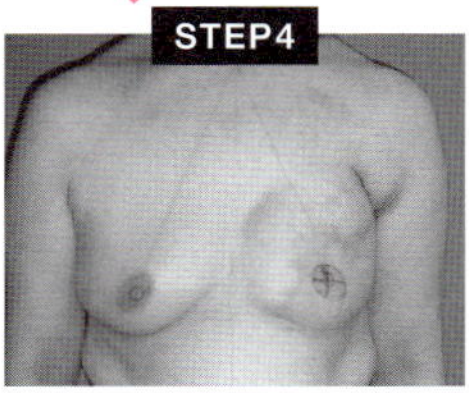

無事に皮膚が十分に伸展したので、インプラントに入れ換えた。乳頭はタトゥーで。

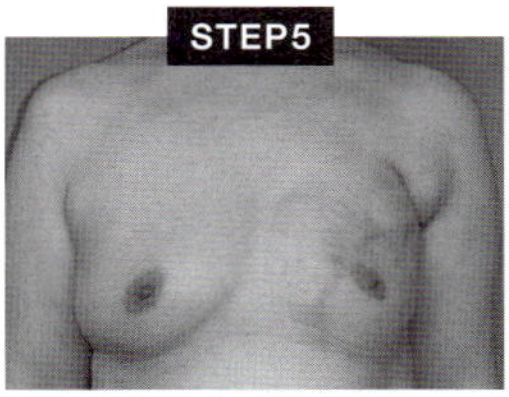

乳頭も作って完成。

ハウツー乳房再建

人工物と自家組織の特徴

人工物と自家組織それぞれのいいところ

人工物による再建でもメリットを書きましたが、ここでは自家組織再建と人工物再建のメリットとデメリットをきちんと比較してみましょう。

まずでき上がりの整容性ですが、人工物の場合、既製のシリコンインプラントを使いますから、ファッションでいえばプレタポルテです。きちんとした会社が様々なサイズ展開で作っているので、よい形成外科医が最適のものを選べば、よほど小さな乳房の人でない限りほぼ満足のいく形になります。逆に、プレタポルテでぴったりサイズを見つけても、ちょっと丈が長い、袖が短いということがあるように、100％反対側と同じようにできることはまずありません。

対する自家組織再建はいわば注文服ですが、作り手の腕次第ですから形成外科医選びが非常に重要です。

負担とでき上がりをてんびんにかける

自家組織による再建では、お腹や背中の筋肉や脂肪、つまり乳房とは似ても似つかない組織を使って形を作り、反対側の乳房と対称にするのですから、これは形成外科医の技術とセンスに負うところが大きく、プラス本人の組織が足りるか、血行がいいかということも関連するので、決定するまでに十分な検討が必要です。しかしこうしてできた乳房はあたたかくてやわらかく、満足している人がたくさんいることも事実です。

次に体に対する負担です。人工物の場合、基本的に乳がん手術の傷を利用し、足りなくなった部分をインプラントで補うだけなので負担はほとんどありません。私のクリニックではエキスパンダー挿入手術もインプラントへの入れ換えもすべて日帰りで問題なく行っています。

反面、自家組織による再建では、採取部から組織を切り取る手術と、再建部に移植をする手術を同時に行うので、負担は大きく、入院期間も最低で1週間以上かかるのが普通です。入院中は安静と観察が重要で、これを乗りきるのは覚悟が必要です。

もう一つ重要なのが、感染などでトラブルが発生した場合、人工物であれば、一度取り出して処置を行い、再びチャレンジすることができますが、自家組織の場合では、もし皮弁が壊死に陥ってしまうと、乳房は再建できずに傷だけが残るということになってしまいます。

異時性乳がんに対する心構え

また、数年後に反対側に乳がんが発生する可能性はゼロではありません。もし反対側に異時性乳がんが発症した場合、自家組織はすでに使ってしまっているので、人工物での再建しかできません。

残念ながら異時性乳がんの発生を予測することはできないので、最悪の事態を考えた場合、人工物による再建のほうが、左右対称の胸を作ることができます。

再建素材による特徴

人工物再建	自家組織再建
反対側に乳がんが発症したときも同様の再建ができる	反対側に乳がんが発症した場合、腹直筋皮弁の場合、同じ再建はできない
やり直しができる	基本的にはやり直しができない
体の負担が軽い	体の負担が大きい
日帰りも可能	最低2週間の入院が必要
ほかの場所に傷がつかない	ほかの場所にも傷ができる
大きさ、形に限界がある。冷たい	あたたかい血の通った組織
基本的に保険適用	基本的に保険適用
製品選択によるでき上がりの差が大きい	医師によってでき上がりの差が大きい

人工物による乳房再建実践編

人工物による再建のステップ

まず流れを知って計画を立てる

ここではシリコンインプラントを使う再建の流れを詳しく解説します。皮膚を拡張するためのティッシュエキスパンダーを挿入する時期によって、イミーディエット（同時再建）とディレイド（二次再建）の違いはありますが、それ以降のステップはほぼ同じで、順を追って乳房を作っていきます。それぞれの手術や治療の内容と、選択肢、注意点についてP42から順に解説していくので、参考にしてください。

左ページのフローチャートでは標準的な日程を記載していますが、エキスパンダーによる皮膚の拡張にかける最低の期間以外は、患者さんの生活に合わせ、タイミングをみて進めていけばだいじょうぶです。たとえばエキスパンダーを挿入し、4~5カ月かけて皮膚を伸ばし、その後、伸びきったゴム（P50参照）のようにするために3~4カ月おき、トータルで8カ月程度かけて十分に皮膚を伸ばせば、その後のインプラントへの入れ換え手術はすぐでなくても構いません。都合に合わせて8~10カ月後でも1年後でもOKです。入れ換え手術が終わって1カ月以上たてば乳輪乳頭を作れますが、半年後でも1年後でもよく、乳輪乳頭はなくてもいいという患者さんもいます。

オプションの検討と毎年のフォローアップ

ふくらみができ、乳輪乳頭を作り、「若干反対側とは違うけれど、まあこんな感じかな」という人は終了。1年ごとの検診を続けます。

へこみやしわが気になるから、もう少し修正したいと考えたら、脂肪注入（P70）なども視野に入れて検討しましょう。

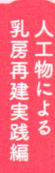

人工物による再建フローチャート

[第1段階]

● ディレイド エキスパンダーの挿入

乳がん手術後治療が一段落したら、改めてエキスパンダーの挿入

[第1段階]

● イミーディエット エキスパンダーの挿入

乳がん手術と同時にエキスパンダーの挿入

↓

1週間後抜糸

↓

[第2段階]

生理食塩水の注入（皮膚の伸展）

生理食塩水の注入
（1～2カ月に1回、通常6カ月）

↓

[第3段階]

シリコンインプラントへの入れ換え

エキスパンダーの抜去とシリコンインプラントへの入れ換え（通常約8カ月後）

↓

1週間後抜糸

↓

[第4段階]

乳輪の作成

- タトゥーによる乳輪の作成（1～4回）
- 反対側からの移植

→

[第5段階]

乳頭の作成

- 反対側からの移植
- 局所皮弁法

↓

[オプション]

脂肪注入

腹部の脂肪を吸引して脂肪幹細胞にし、リップリングや鎖骨下のくぼみを修正

←

[フォローアップ]

1年に1回の検診を受ける。乳房再建を受けたら一生続けるべきチェック

＋[オプション]

反対側の豊胸、挙上、縮小など

反対側の豊胸、挙上、縮小など、左右の整容性の向上のチャンス

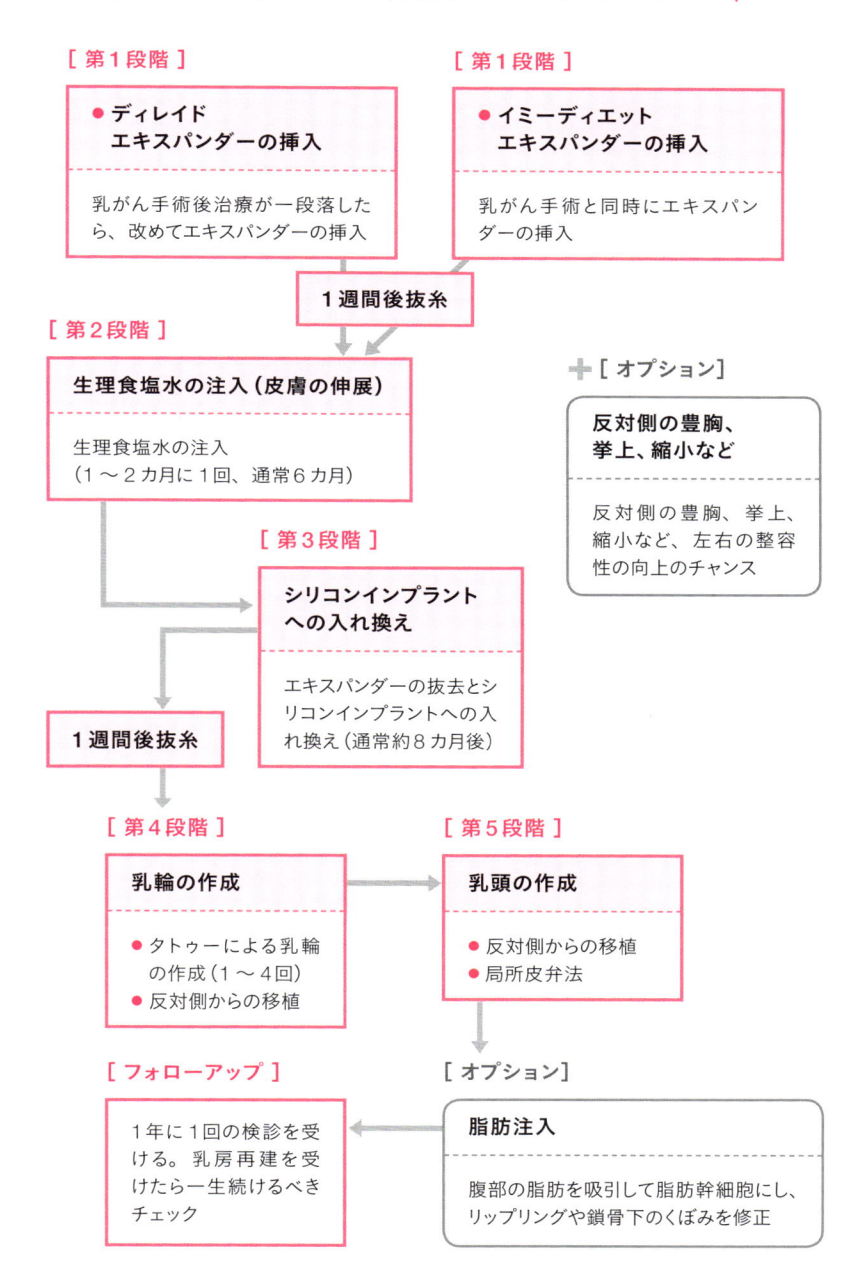

人工物による乳房再建実践編

第1段階

ティッシュエキスパンダーの挿入

イミーディエット(同時再建)の場合

まずあなたの乳腺外科の主治医から『温存するには広がりが大きいけれど、全摘しても同時に再建できますよ……』という話があったら、あなたはイミーディエット(同時再建)ができるということです。イミーディエットとは、乳腺を摘出する手術と同時にティッシュエキスパンダー(組織拡張器)を入れておくことです。エキスパンダーは拡張器の名前の通り、縮んだり足りなくなった皮膚組織を拡張伸展させるためのシリコン製の風船のようなものです。

風船には専用の針を刺す部分があり、そこから生理食塩水を注入して皮膚を伸ばしていくわけです。

あなたの手術が乳輪乳頭を含めて切除するのか、乳輪乳頭は残すことができるのかによって切る場所が違いますが、たとえ乳輪乳頭が残せて皮膚を1㎜も切らなかったとしても、乳腺を摘出する手術の間に皮膚は縮んでしまいます。ちょうど妊婦さんが出産したらふくらんだお腹がすぐに元に戻るように、皮膚は支えがなくなった瞬間に縮もうとする性質を持っているのです。

エキスパンダーは乳腺を摘出することによってできたスペースに挿入し、ある程度生理食塩水を注入してドレーン(血液やリンパ液を排出するための管)を入れ、縫合するだけですから、このために手術時間が極端に延長したり、入院期間が長引くこともありませんし、ほかにどこにも新しい傷ができていませんから、翌日から歩行も可能です。当然麻酔から覚めても胸のふくらみがなくなっていないので、全摘による喪失感も感じずにすみます。

イミーディエットの第一段階での注意

乳がんの手術後は、通常ドレーンが抜ければ退院でき

イミーディエットの場合

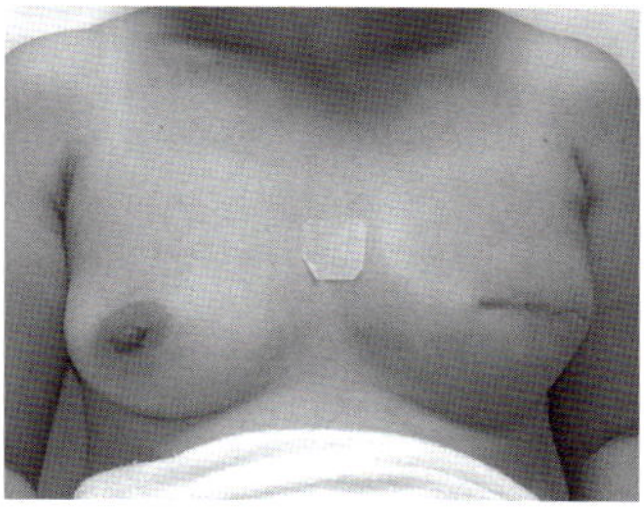

乳房切除後にエキスパンダーを挿入。全摘でもふくらみがある。

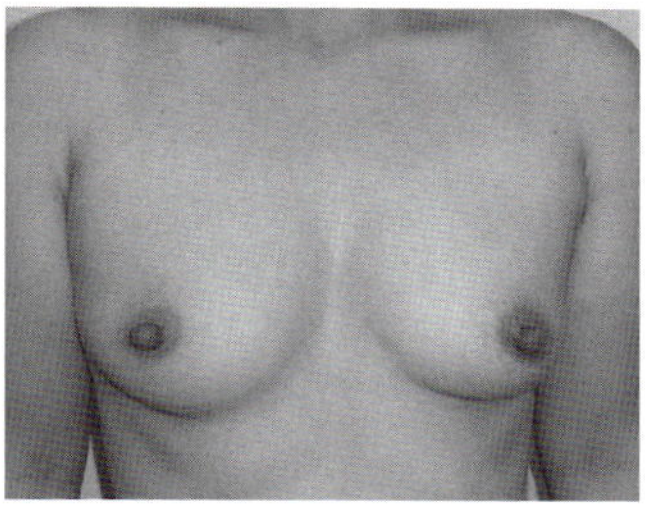

乳がん手術前。

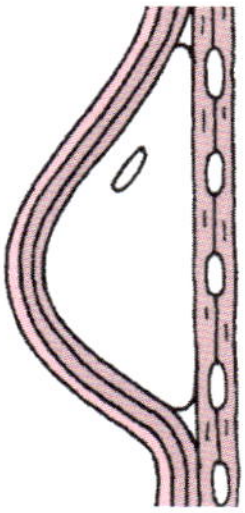

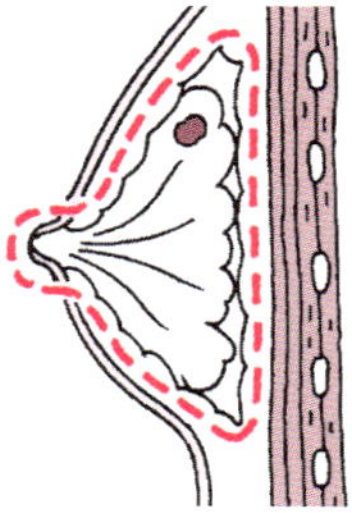

乳腺摘出後、大胸筋下にエキスパンダー挿入

非定型的乳房切除術、皮膚温存乳房切除術など大胸筋を残していることが前提ですが、最近ではほとんどこれらの術式なので、イミーディエットが可能です。

Mini 知識

エキスパンダー挿入中の注意点

　エキスパンダーには生理食塩水注入時に針が突き抜けないように、金属の板が内包されています。そのため、MRI検査を受けることができません。乳がん手術後に追加の検査が必要になった場合や、ほかの病気で検査を受ける際にはMRI以外の検査方法を選択するか、場合によっては一度エキスパンダーを抜去して、病気の検査や治療を優先することもあります。

　その場合でも、検査が終了し、問題がないことがわかった場合や、治療が終了して再び再建をできるようになれば、もう一度エキスパンダーを挿入することができるので、主治医とよく相談することがいちばんです。

ます。しかし、イミーディエットの場合、乳がんの手術もしているので、退院後はまだ傷が完全に治っていないことに加え、エキスパンダーに入っている生理食塩水の量が少なめなことから、組織とエキスパンダーの間にすき間があり、すぐに動き回ると、胸が揺れてしまい、エキスパンダーの周囲に内出血が起きたり、リンパ液がたまってしまうことがあります。

さらにたまった血液やリンパ液をそのままにしておくと、液内に細菌が繁殖して感染を起こす可能性があり、こういったトラブルは3%弱ほどの患者さんに見られます（2015年3月1日現在のデータ）。

通常抜糸は1週間後くらいで、シャワーや入浴については乳腺外科医の指示に従いましょう。

術後1カ月ほどして、追加の生理食塩水を注入すれば、エキスパンダーは動かなくなり、また、多少動いても浸出液がたまることはなくなります。したがって、イミーディエットを受けた場合、術後1カ月くらいは苦しくない程度に胸を固定し、とんだりはねたり走ったりしないことがたいせつです。積極的な運動は1カ月後の生理食塩水の追加注入が始まってから取り組みましょう。

炎症や感染に早く気づくこと

炎症や感染などのトラブルは、早く気づいて初期に手当てをすることがいちばん重要です。もし乳房に赤みや熱感、圧迫感を感じたら、まず休養と栄養をとり、患部を冷やしてできるだけ早く専門医に相談してください。

血液やリンパ液がたまっているだけの段階なら滅菌針でていねいにこの液を抜けば、大事に至ることはありません。しかし、これをそのまま放置してしまうと細菌が繁殖して感染し、場合によってはエキスパンダーを取り出す必要が生じたりして、再建が頓挫することにもなりかねません。よい結果を得るためには、すべてにおいて迅速な対応が必要なのです。

病院が遠かったりするとつい「大丈夫かな」と思いがちですが、悪化してからの対応は何倍も大変なので、放置してはいけません。

[redacted]

イミーディエット（同時再建）手術後に気をつけたいこと

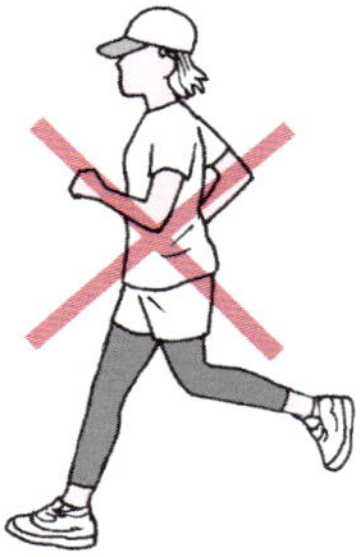

● すぐに激しい運動をしない

乳がんの手術後は早い時期からリハビリ体操がすすめられますが、イミーディエットの場合、エキスパンダーが中で動いてしまうとリンパ液がたまったり、内出血の原因に。リハビリの際は必ずブラジャーを装着して、本格的な運動は１度めの生理食塩水注入後から。ウオーキングやランニング、自転車などの振動もNGです。

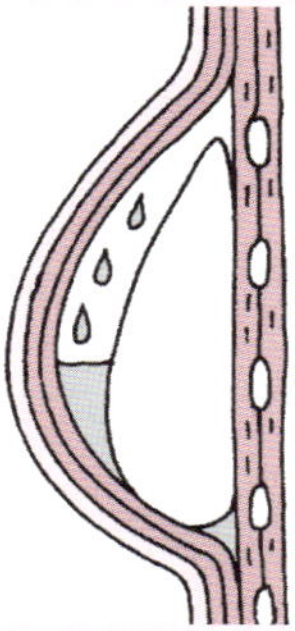

● イミーディエットでリンパ液がたまってしまうと

エキスパンダーにはまだ少量の生理食塩水しか入っていないので動きやすく、大胸筋との間にリンパ液や血液がたまりがち。図のように内部にたまるとここに細菌が繁殖しやすくなり、感染を起こします。

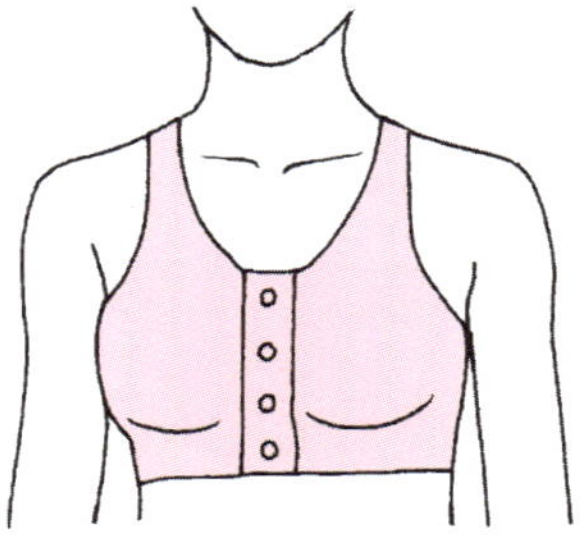

● しっかり固定すること

術後は指示されたブラジャーなどできちんと固定すると乳房が揺れてエキスパンダーが中で動くのを防げます。肌にやさしくしっかり固定できる術後用の胸帯やブラジャーがあるので活用を。センチネルリンパ節生検や腋窩リンパ節郭清を行った人はわきの下が痛いことが多いので、前開きのほうがラクです。

ディレイド（二次再建）の場合

乳がん手術を終えて、ある程度時間がたち、乳房を失ったことが不便に感じたり、悲しみが癒えなければ、是非ディレイド（二次再建）を検討しましょう。乳房を失って感じる不便さは人それぞれです。温泉に入りたいという人、体の左右バランスが悪くて歩きにくい、ふらつくという理由の人もいます。

ディレイドの場合、改めてティッシュエキスパンダー（組織拡張器）の挿入手術を行うことになります。手術は乳がん手術時の傷跡を利用するので、新しい傷が増えることはありません。

まず全身麻酔下で乳房手術時の傷を切開し、皮膚と筋肉の下にティッシュエキスパンダーを挿入します。エキスパンダーは皮膚を伸ばすためのシリコン製の風船のようなもので、専用の刺入口から生理食塩水を注射し、皮膚を伸展させます。この手術は慣れている医師なら30分以内で終わります。全身麻酔といっても私のクリニックでは乳房切除術のときのように気管に管を入れることもなく、麻酔科医が点滴から入眠剤を使用し、手術中はマスクで呼吸管理をしますので、鼻にチューブを入れたり、尿の管を入れることもありません。術後はリカバリールームに戻るころには目が覚めて、トイレも自分で行かれます。したがって日帰りは十分可能です。

ディレイドで最も大変なのがエキスパンダー挿入手術といっても過言ではありません。エキスパンダーは大胸筋の下に入れるので、スペースを作るために大胸筋をはがさなければならないのですが、乳がん手術から時間がたっているため、筋肉が縮んだり、瘢痕化しているので、出血しやすかったり、痛みが出たりするからです。

痛みは術後数時間から翌朝くらいまでがいちばん強く、「こんなに痛いなら再建しないほうがよかった」と言う患者さんも。飲み薬と座薬の痛み止めを処方するので、がまんせずに使いましょう。

抜糸まではは下半身のシャワーのみで、抜糸がすんだらお風呂やシャンプーもOKです。同じく抜糸までは飲酒も控え、辛いものなど刺激物もとらないようにします。

ディレイドの場合

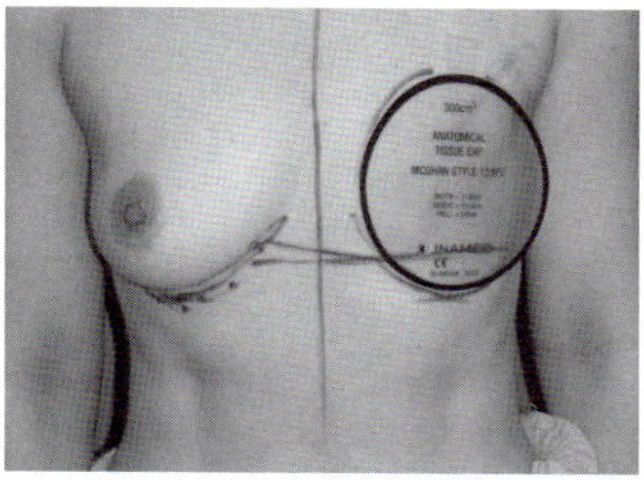

テンプレートを使ってエキスパンダーのサイズ確認（サイズの確認についてはP49参照）。

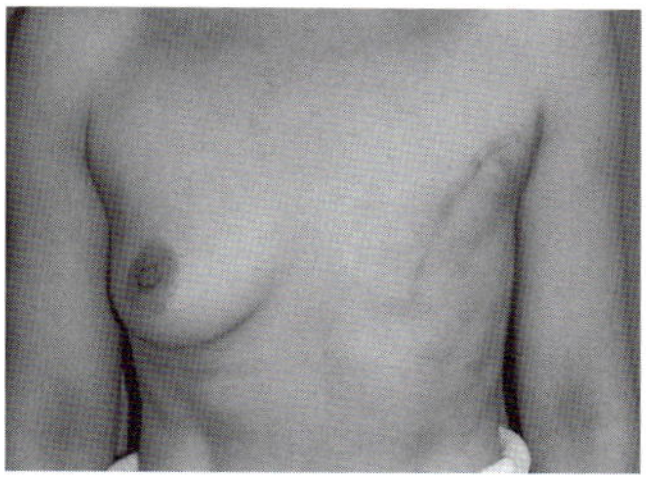

ディレイド術前（乳腺も乳輪乳頭も切除している。

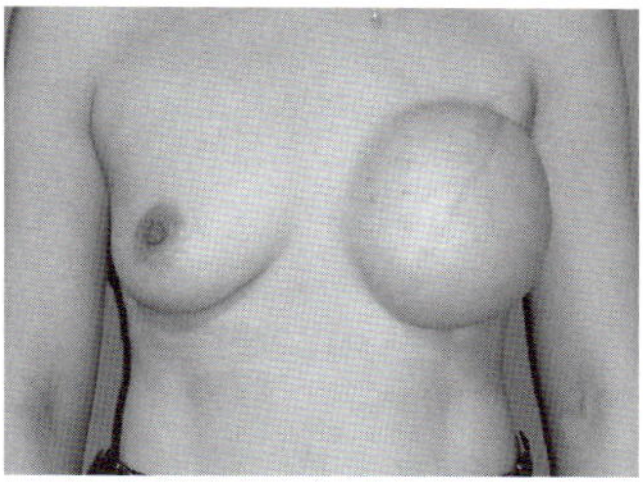

数回の生理食塩水注入でここまでふくらむ。

- 手術時間＝約30分
- 麻酔＝全身麻酔
  全身麻酔ですが、口から管を入れず、静脈注射と吸入麻酔の併用で行う
- ほとんどの場合、術後1時間程度で帰宅できます。
- 術後の痛み
  手術当日および翌日がいちばん痛みが強いけれど、鎮痛剤を処方するので、がまんせずに服用を（mini知識参照）。

Mini 知識

手術後の痛みは人それぞれ

ディレイドの場合、最も大変なのがこのエキスパンダー挿入手術です。乳がん手術後時間がたっているので、残された皮膚や筋肉が縮んでいることもありますし、エキスパンダーは大胸筋の下に入れるので、大胸筋をはがしてスペース（ポケット）を作る手術になるからです。横になっていて起き上がるときに特に力がかかるので、つかまって体重をかけられるひもや台を用意したり、クッションなどで背もたれを作り、完全に横にならないのもコツだと言う人もいます。個人差がありますが、1週間～10日間は胸や腕に大きな力がかかると強い痛みを感じる人が少なくありません。

ディレイドでのエキスパンダー挿入手術は乳がん術後時間が経過しているほど組織が固定しているので、はがすことによる痛みが強くなる傾向があります。

エキスパンダーの基礎知識

エキスパンダーの進化

現在、日本には保険適用のエキスパンダーが3社から2種類出ています。1987年に2社のエキスパンダーが薬事承認され、保険適用になりました。しかし、これは乳房再建用に認められたわけではなく、一度では取りきれない大きなあざや瘢痕を取るときなどにあざに隣接した正常な皮膚をエキスパンダーで伸展させて、あざを切除した欠損部に伸展させた皮膚を寄せて縫うためのものでした。

この皮膚を伸ばす方法に注目し、伸ばした皮膚の下にシリコンインプラントを入れれば乳房が再建できるということで、乳房再建にも用いられるようになりました。しかし、当時のエキスパンダーは乳房専用ではなく、ときには頭の皮まで伸ばす必要があるので、エキスパンダーの材質も硬く、ツルツルしていました。そのため挿入後に中で移動してしまうこと、もともとの形は乳房に合っているわけではないため、鎖骨の下が極端に伸展されてしまうこと、エキスパンダー本体と注入するドームが細いチューブと金具でつながれているため、そのチューブが切れたり、金具がはずれてしまうことなどが問題となっていました。また、このエキスパンダーは1年以上入れるものではないため、あまり長く入れておくと、本体とチューブをつなぐ接着部分が裂けてくることもあり、突然胸がぺしゃんこになってしまうこともありました。

乳房再建専用エキスパンダーの開発

これに対して、アラガン社が開発したエキスパンダーは乳房専用に設計されているので、乳房に近い形にふくらむこと、テクスチャードタイプと呼ばれる表面がザラザラした材質でやわらかいことから位置がずれにくいこと、また注入口がエキスパンダー本体についている一体型であることが利点と言えます。しかし、これは講習を受けて認定された施設にしか販売されないため、たまたま一例だけ再建したいというような医師には使用できません。

どちらのエキスパンダーを使用したとしても、正しい位置に入っていて、伸展期間も十分ならば、インプラントへの入れ換え時に痛みはなく、スムーズにできます。しかし、エキスパンダーが上に滑って必要な下方（lower pole）が伸展されていなかったり、チューブ付きでは途中でエキスパンダーのチューブが抜けてしまい、そのため入れ換え手術を急ぐことになり十分な伸展期間が得られないと、後々被膜拘縮を起こす可能性が高くなります。ですからエキスパンダーはとても重要なのです。

何度も書きますが、エキスパンダーは人工物再建のすべての基本なのです。

テクスチャードタイプのエキスパンダー（アラガン社）

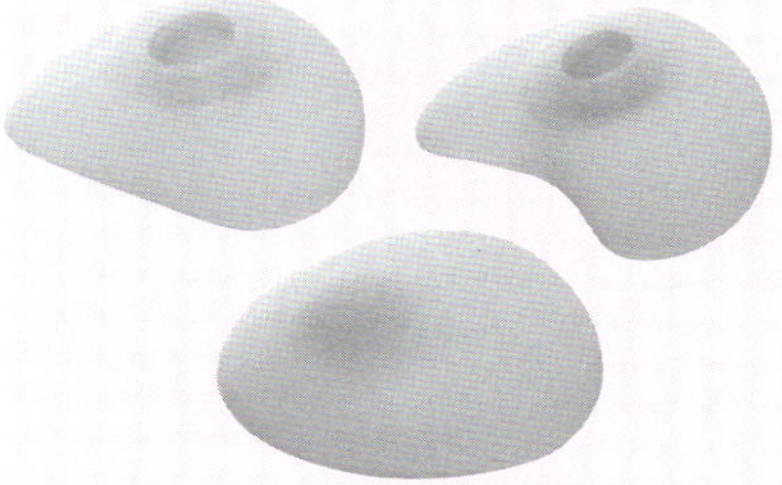

テクスチャードタイプの最新のエキスパンダー。表面がザラッとしていて、形もいろいろそろっている。

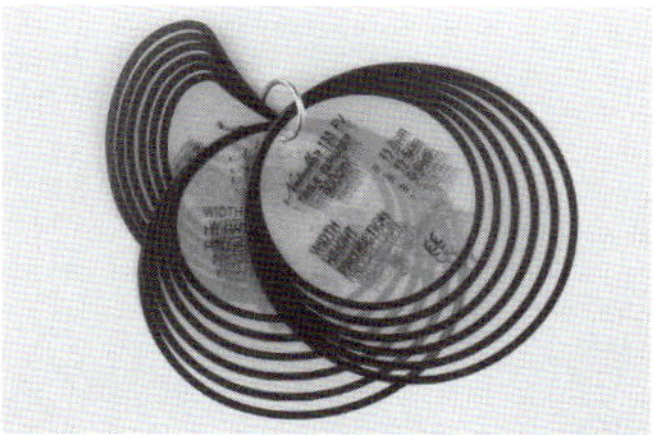

最適なティッシュエキスパンダーを選ぶためのテンプレート。でき上がった胸が反対側と対称になるかどうかは幅と高さで決まる。高さはある程度調整できるので、エキスパンダー選びは幅が最も重要。

なぜ時間をかけて皮膚を伸ばすのか

―伸びきったゴムの話―

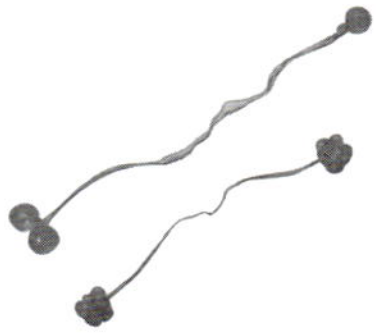
長年使って伸びきった髪を結ぶゴム。

乳房再建を行う際には、自家組織再建で皮膚ごと移植する場合などの例外を除いて、基本的には胸の皮膚を伸ばすためにティッシュエキスパンダーを挿入します。なぜ時間をかけて皮膚を伸ばさなければならないのでしょうか?

わかりやすい実例を紹介しましょう。Dさんは6年前に他院でスムースタイプで(エキスパンダーの本体と注入用ドームをつなぐ管)のついたエキスパンダーをイミーディエット(同時再建)で入れました。乳がん手術後4カ月弱たったとき、その管がねじれたのか生理食塩水の注入ができなくなってしまいました。まだ再建側の胸は反対側より小さかったのですが、「入れ換えてしまえば、きれいにできます」と言われ、この段階でインプラントに入れ換えました。しかしでき上がった再建乳房は硬く、反対側とは形も全く違い「本当にこれでいいんだろうか」と思って担当の先生にたずねると、途端に機嫌が悪くなり、『人工物なんだからこのくらいの違いは仕方ない。だから最初から腹直筋皮弁をすすめたでしょ』と怒られてしまいました。しかし日に日に圧迫感も強くなり、乳腺外科医に相談して、私のクリニックの受診をすすめられたのだそうです。

Dさんの胸は、Ⅳ度の被膜拘縮(P80参照)になっていました。話を聞くと、被膜拘縮を起こす

column

であろう理由がいくつかありました。

❶スムースタイプのエスパンダーを使ったこと
❷術側の胸が反対側より小さい段階で入れ換えてしまったこと
❸伸展期間が4カ月弱と短かったこと

よく例に挙げるのですが、妊婦さんの10カ月かかってふくらんだお腹でさえ出産後、元に戻ってしまうように、皮膚というのは本来縮もうとする習性があります。乳房再建の場合、エキスパンダーで無理矢理伸ばしているのですから、エキスパンダーを取り除けば一気に縮もうとします。これはゴムと同じことで、ゴムひもをギューッと伸ばせば長く伸びますが、手を離せば元の長さに戻ります。しかし、時間がたち、伸びきってしまったゴムはもう縮みません。エキスパンダーで皮膚を伸ばすのに半年以上必要なのは、これと同じことです。髪を結ぶゴムも、長年使って引っ張っていると縮まなくなります（P50写真）。エキスパンダーでシリコンインプラントを入れる袋を作るとき、その袋がやわらかければ、中のインプラントもやわらかですが、その袋が最初から硬かったり、小さいのに大きなインプラントを入れたり、袋を急いで作ったことによって縮んできてしまえば、中のインプラントも押しつぶされて硬く感じてしまうのは当然です。

結局再度エキスパンダーによる伸展からやり直して、やわらかい胸を取り戻し、Dさんは非常に前向きになり、ご自分の経験を患者会などで話してくださっています。

人工物による乳房再建実践編

第2段階

生理食塩水の注入

エキスパンダー挿入後1カ月を目安に

イミーディエット（同時再建）の場合、ドレーンが抜けたら退院し、約1カ月後から外来で生理食塩水の注入を行います。ディレイドの場合も、エキスパンダー挿入手術の約1カ月後から注入を始めます。

このあとは、イミーディエットもディレイドもほぼ同じ。注入は1～2カ月に1度、外来で行います。注入量も期間も特に決まりはありません。スケジュールに合わせ、痛みを感じない程度に生理食塩水を注入していきます。注入した直後はパンパンに張り、少し圧迫感を感じることもありますが、皮膚が伸びてくるとエキスパンダーがペコペコした感触になったりします。

この伸展を行っている間も日常生活には全く支障はありません。仕事もスポーツもできますし、旅行にも行かれます。ただ、エキスパンダーの生理食塩水注入部には注入用の針が突き抜けないように大きめの金属板が入っているので、エキスパンダーが入っている間はＭＲＩ検査を受けることはできないので気をつけてください。

目標は反対側より一回り大きくなるくらい

通常は6カ月くらいかけ、反対側より一回りくらい大きくなるのを目安に注入を続けます。ポイントは大きさよりも厚み。反対側の乳房の頂点と同じになるのが目標で、ボリューム的にはエキスパンダーが入っているほうが格段に大きくなります。

この状態でしばらくおき、皮膚が完全に伸びきったら、インプラントへの入れ換え手術を行います。妊婦さんのお腹が10カ月かけて少しずつふくらんでいくように、急激に伸ばすのではなく、時間をかけることで、その後の収縮や被膜拘縮を起こしにくくするのです。

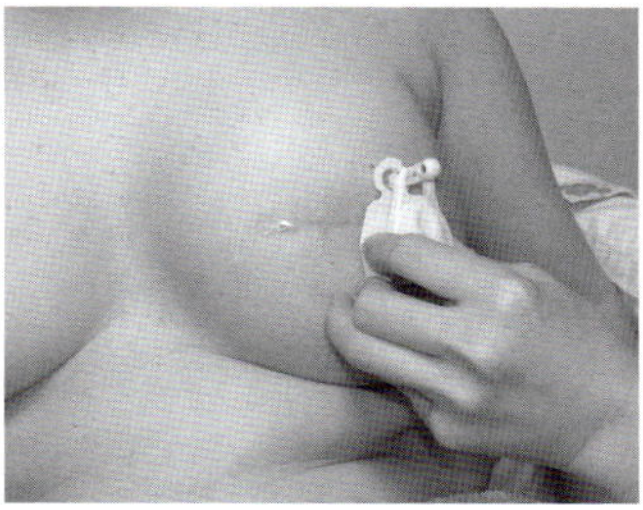

生理食塩水注入位置の金属板は専用のマグネットで探せば確実に見つけることができる。

生理食塩水はエキスパンダーの金属板の部分に注射器を利用して注入する。金属板があるので、エキスパンダーを突き抜けてしまうことはない。

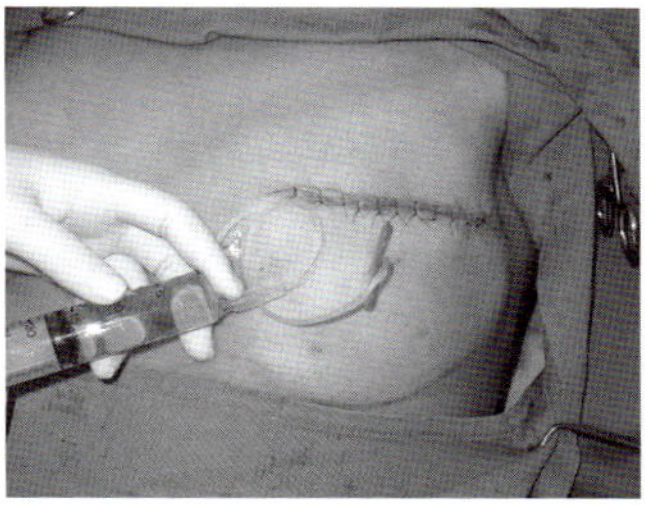

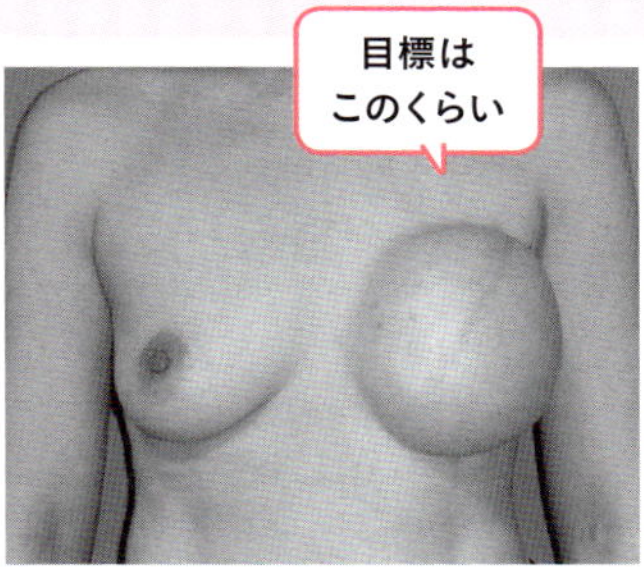

生理食塩水の注入が進み、エキスパンダーがふくらみきった状態。入れ換え時に縫い直す分などを考えると、反対側よりかなり大きくなる。

Mini
知識

エキスパンダーが最大サイズのときの対策

エキスパンダーに注入する生理食塩水の量の目安は、厚みが反対側と同じか少し大きくなるくらい。ここまで生理食塩水を注入すると全体のボリュームとしては反対側よりかなり大きくなります。

薄着の季節などは服の上からでもボリューム感の違いを感じることがありますが、エキスパンダーの大きさに合わせてみなさん工夫をしているようです。厚着の時期や着るものを選ばなくてもいい場合は、ゆったりしたシルエットの服装で乗りきることもできますが、薄着の季節や、シャツやブラウスを着なくてはならない職業の場合、エキスパンダーの大きさに合わせ、反対側の胸にパッドを使うのも作戦です。下着売り場にブラパッドとして数百円程度で売られていますし、ガーゼのハンカチなどをブラの中に入れてバランスをとってもよいでしょう。

人工物による乳房再建実践編

第3段階

シリコンインプラントへの入れ換え

目安はエキスパンダー挿入後8カ月

エキスパンダー挿入手術後、8カ月以上たち、胸の頂点が反対側と同じ厚み以上になって全体に一回り大きくなったのを目安に、エキスパンダーを取り出して、かわりにコヒーシブシリコンインプラントを挿入します。エキスパンダーがきれいに入っていれば、この手術は30分ほどで終わります。痛みもほとんどありません。

といっても、実はこの30分の手術中には患者さんの体を何回も起こして、用意してあるシリコンインプラントを入れては左右の対称性を確認して手術を進めているのです。もちろんこの間は患者さんは麻酔で眠っているので知るよしもないのですが。

シリコンインプラントへの入れ換え手術は、全身麻酔で行いますが、全身麻酔といっても私の場合は、ディレイドのティッシュエキスパンダー挿入手術同様、気管に管を入れることもなく、麻酔科医が点滴から入眠剤を使用し、手術中はマスクで呼吸管理をするので、鼻にチューブを入れたり、尿の管を入れることもありません。手術後はリカバリールームに戻るころには目が覚め、日帰りは十分可能です。

この時点で傷跡もきれいに

この時点できれいに縫い直すので、術後の傷は1本の線のようになります。しばらくは赤みが少し目立ちますが、数カ月から数年でほぼわからなくなります。

インプラントへの入れ換え手術は、エキスパンダーですでにスペースができている部分にインプラントを入れるだけなのでダメージも少なく、通常3、4日安静にしていれば普通の生活に戻れます。術後1週間は下半身のシャワーのみで、1週間後に抜糸したら入浴が可能です。

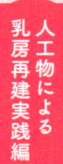

エキスパンダーからインプラントへ

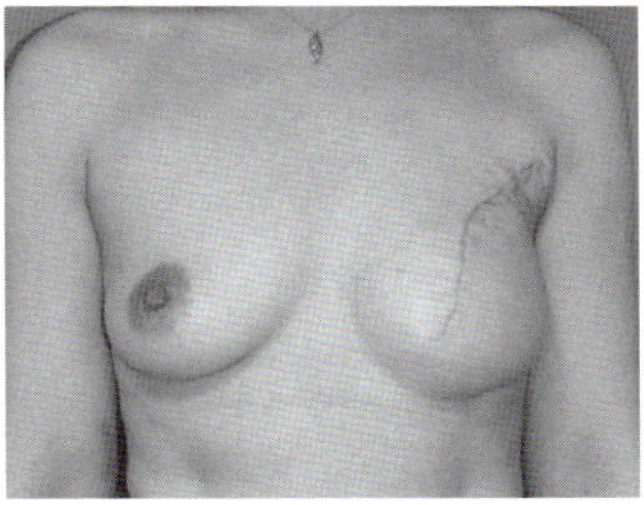

エキスパンダーを取り出し、できたスペースにインプラントを挿入する。インプラントは反対側の形に合わせて形、厚みなどを慎重に選んだものなので、エキスパンダーが入っていたときに比べ自然な形に。

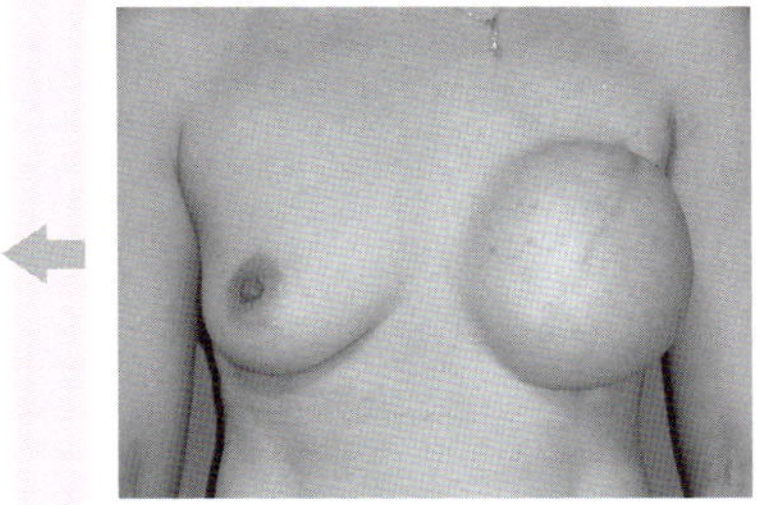

エキスパンダーへの生理食塩水の注入が目標まで達し、ふくらみきった状態。反対側と比べるとかなり大きく形も丸い。

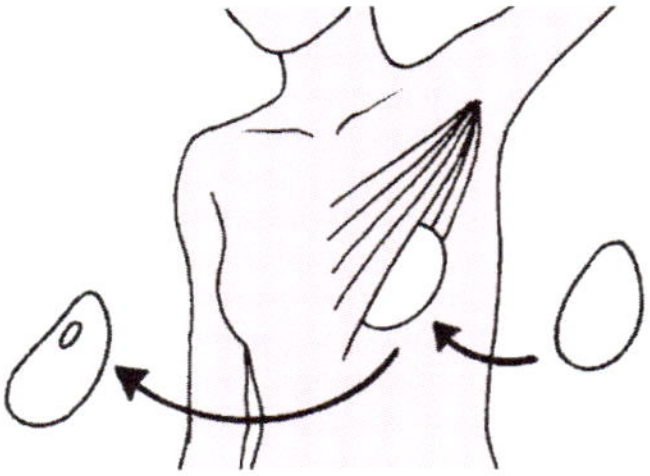

● **エキスパンダーを取り出し、インプラントを挿入**

乳がん術時の傷を切り、エキスパンダーを取り出して、できているスペースにインプラントを挿入する。

Mini知識

エキスパンダーでの伸展が反対側より大きい理由

エキスパンダーで皮膚を伸展させる場合、厚みは反対側と同じか少し高めまで、全体のボリュームでいうと反対側よりかなり大きいと思う大きさまで生理食塩水を注入します。これは、インプラントに入れ換えた時点で傷を1本のきれいな線にするため、まっすぐに切って修正するためのマージン分が必要なこと、そして、皮膚はあっという間に縮む性質があるので、インプラントに入れ換えた際に少し余裕があるほうが中でインプラントが動いて自然になじむことから余裕をみているのです。

こうすることで傷跡はしばらくたって赤みさえ消えればほとんどわからなくなり、皮膚も無理なくインプラントの形に合うようになります。

シリコンインプラントの変遷と安全性

シリコンインプラントの歴史

乳房再建に初めて人工物が利用されたのは1953年で、スポンジのようなものを使ったそうですが、結局体内で硬くなり、うつぶせ寝もできなくなってしまったそうです。

1964年にアメリカの医師トーマス・クローニンがシリコンジェルインプラントを開発し、材料、構造、手術結果がすぐれていたため、以後乳房再建や豊胸術に欠かせない素材になりました。

日本でも1970年頃からインプラントが利用され始め、国内で製造もされていましたが、1980年代にアメリカで、美容豊胸で使用したインプラントが破損したり高度の被膜拘縮を起こすという問題で訴訟が多発し、さらに自己免疫疾患や発がん性があるといううわさも流れ、1992年、FDA（アメリカ食品医薬品局）はシリコンインプラントの利用中止を決定し、日本もこれにならいました。このあと世界中で「漏れても安全な生理食塩水バッグ」で代用される時代が続きました。しかし、感触も不自然で、立てば重力で下に下がるなど整容的にも決して満足のいくものではありませんでした。

しかし、アメリカを中心に精力的な疫学調査、研究が続けられ、シリコンインプラントに発がん性も、自己免疫疾患との因果関係もないことが判明し、シリコンの安全宣言が出され、乳房再建は一気に前進し始めました。

インプラントの表面素材

安全性の確認とともにインプラント自体の研究も進められてきました。インプラントはシリコンでできたシェル（外袋）の中にシリコンのゼリーが入っているわけですが、このシェルの表面がつるつるしているスムースタイプと、ザラザラしているテクスチャードタイプの2つに分けられます。当初は挿入しやすいスムースタイプしかありませんでしたが、挿入後に移動や回転しやすく、被膜拘縮も起こりやすいのが欠点でした。このことから約30年前に被膜拘縮になりにくいテクスチャードタイプが開発されました。

テクスチャードタイプで被膜拘縮が少ないのは、表面にごく小さな突起が無数にあり、そこに組織がからみついて一体化すること、伸ばされた皮膚が縮むとき、一気に縮まずにザラザラな突起にからまりながら縮むので拘縮が起りにくいわけです。現在ラウンドタイプにはスムースタイプがありますが、あとから開発されたアナトミカルタイプにはテクスチャードタイプしかありません。

インプラントンの形

インプラントは当初まん丸のラウンドタイプしかなかったのですが、次で説明する粘度の高い素材（コヒー

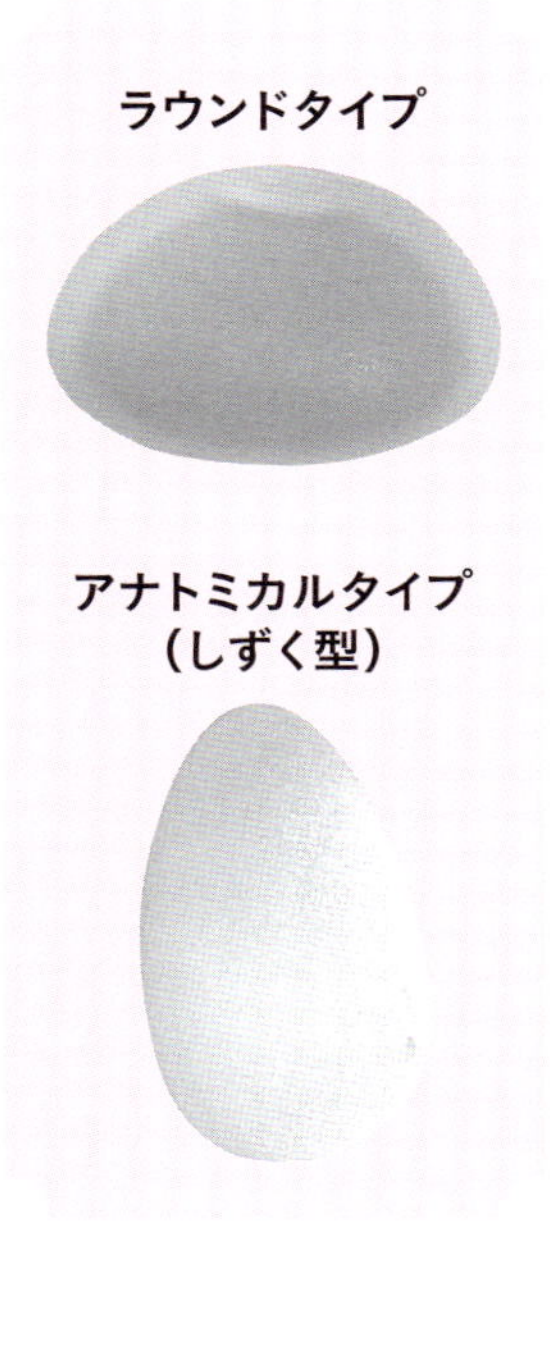
ラウンドタイプ
アナトミカルタイプ
（しずく型）

シブシリコン）の開発によって、より乳房の形態に近いアナトミカルタイプ（解剖学的なという意味、一般にはしずく型とか涙型と呼ばれている）が開発されました。人間の胸の形により近く、種類も幅や高さ、厚み、さらに粘度の違いで二百種類以上あります。それでもアメリカ製なので大きなものが多く、日本人の胸に多い幅は広いが厚みの薄い形が少ないことも事実です。

インプラントの中身の素材

中身のゼリーは、薬事承認されたものだけでもシリコンジェル、コヒーシブ、ソフトコヒーシブの3種類があ

ります。最もやわらかいシリコンジェルはたとえるならこんにゃくゼリーに近く、穴があいたり圧力をかければすぐに漏れ出してしまいます。なぜなら、シリコンジェルを使っているラウンドタイプは本来豊胸目的に作られたもので乳腺の下に入れるものだからです。日本ではこれが再建用として承認されてしまったのですが、再建に使用した場合、その後、検診でマンモグラフィーを行ったり、針生検で針を刺したりしたら破損すると考えたほうがよいでしょう。

これに対してコヒーシブシリコン、ソフトコヒーシブシリコンは、グミやぎゅうひのようなイメージで、たとえ外袋に穴があいても流出することはありません。その分感触は固めですが、乳房再建には術後に検査などを受けても漏れ出したりしないコヒーシブシリコンインプラントの使用が望ましいといえます。

日本では2013年にまずスムースタイプのシリコンジェルインプラントが薬事承認され、翌年に、より安全性が高いコヒーシブシリコンインプラントが承認され

✳ コヒーシブシリコンインプラント ✳

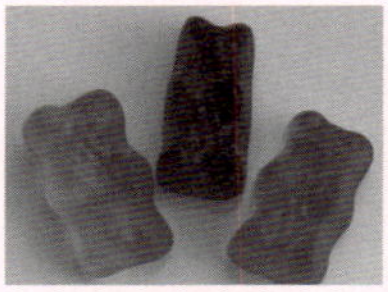

お菓子としておなじみのグミ。弾力のある感触がコヒーシブシリコンに似ている。

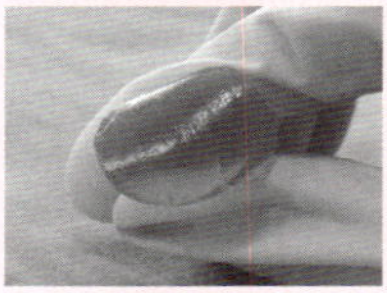

グミはギューッと押しつぶしても中身が出てきたり、くずれたりしない。コヒーシブシリコンインプラントはこのイメージ。

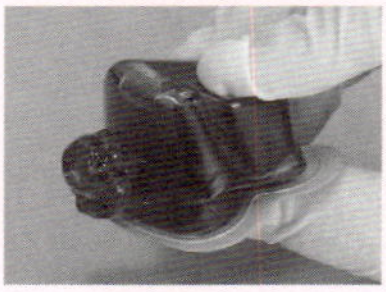

こんにゃくゼリーは圧力をかけたり穴をあけると中身が漏れ出す。シリコンジェルインプラントはこのタイプ。

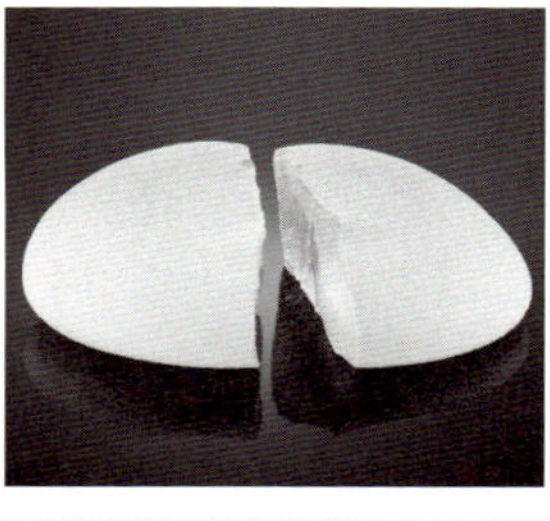

コヒーシブシリコンインプラント。切っても中身が流れ出したりしない。

て一気に保険適用まで進みました。

私は2000年からコヒーシブシリコンインプラントを使った自費での再建をしていますが、これまでに破損がわかった患者さんはいません。しかし、人工物の歴史を目の当たりにしてきた身としては、1年に1回の検診の重要性を痛感していることも事実です。安全といっても、開発されて二十数年しか経過していない以上、先のことは誰にもわかりません。必ず年に一度の検診（触診、視診）と、2年に一度のMRIもしくは超音波検査をするべきだと乳房再建のガイドラインにも記されています。

実例● Kさんの例

Kさんは1年前に一回法でインプラントを入れました。エキスパンダーを使うと思っていたら、形成外科医はすぐシリコンを入れると言うので、一回の手術ですむならそのほうがいいかと思って同意しました。

しかし術後に見てみると反対側と形も違い、位置もかなり上で、とても対称的とはいえません。形成外科医は「上から押せば下がる」と言うので、毎日ぎゅうぎゅう押してみましたが、全く動きませんでした。

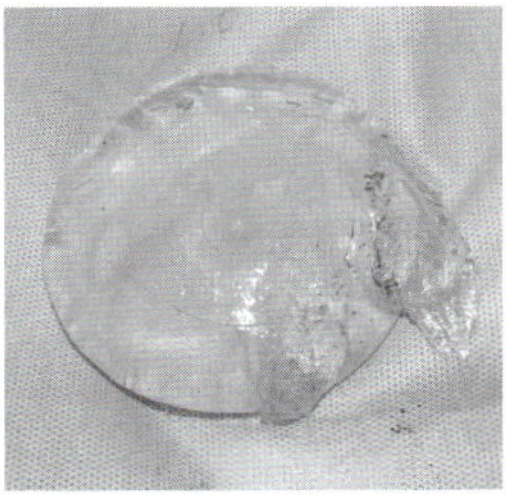

圧力をかけたことによって破損していたシリコンジェルインプラント。シェル（外袋）が破れ、中のやわらかいジェルがドロリと流れ出している。

思い余って私のところにいらしたときにはすでに鎖骨の下に被膜がしっかりできていて、外から手で破ける状態ではありませんでしたので、正しい位置にエキスパンダーを入れてやり直すことを勧めると、是非そうしたいと希望されました。私がKさんのやり直し手術で大胸筋にメスを入れた瞬間、シリコンゼリーがどろっと出てきました。やはり使っていたのはスムースタイプのラウンドタイプで中身はシリコンジェルのインプラントでした。つるつるしていますから、どんどん上に移動してしまい、毎日ぐいぐい押していたことで破損してしまったわけです。

人工物による乳房再建実践編

第4段階

乳輪乳頭の再建

乳房再建でふくらみを手に入れたら、次に乳輪・乳頭の再建を行うことが一般的です。通常、シリコンへの入れ換えによるはれや炎症などが落ち着いた1カ月以上たったころが目安です。乳輪乳頭は乳房の顔のようなものですから、位置が少しでもずれるとおかしくなってしまいます。

乳がん手術で乳輪乳頭を残した場合でも、もし位置が対称的でなければ修正することもできます。

乳輪の再建

乳輪の再建法にはタトゥー（刺青）と健側からの移植の2種類があります。

◆タトゥー（刺青）

乳輪の色は一人一人違うので、反対側の色に合わせて（両側の場合は本人の好みで）、何色かの専用インクを混ぜて色を作り、針で皮膚を削って色を入れていきます。初回は位置決めし、インクの調合なども含めて、1時間かかります。タトゥーを施した部分にはガーゼを当て、2日ほどでシャワーもあびられますが、シャワーの勢いで色が落ちることもあるので、注意が必要です。タトゥーは皮膚の厚さ、体質によって数回必要になる人もいます。時間をおくと色が薄くなる場合もあるので、納得のいく色味になるまで相談しましょう。また、タトゥーは医療行為として認められていないので自費診療になります。

◆健側からの移植

乳輪を健側から皮膚を移植する場合、乳頭の移植と同時に行います。健側の乳輪の大きい人は外周から乳輪を切除し、術側へと移植します。私のクリニックの場合、手術は1時間程度かかり、2週間後に抜糸します。

タトゥーによる乳輪の再建

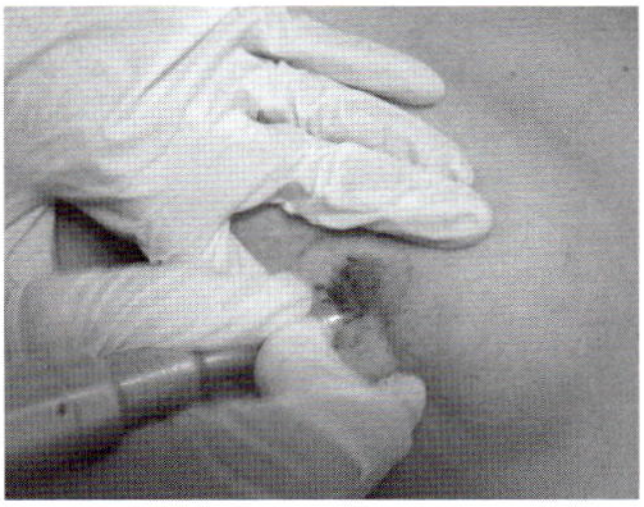

タトゥーのインクを入れているところ。

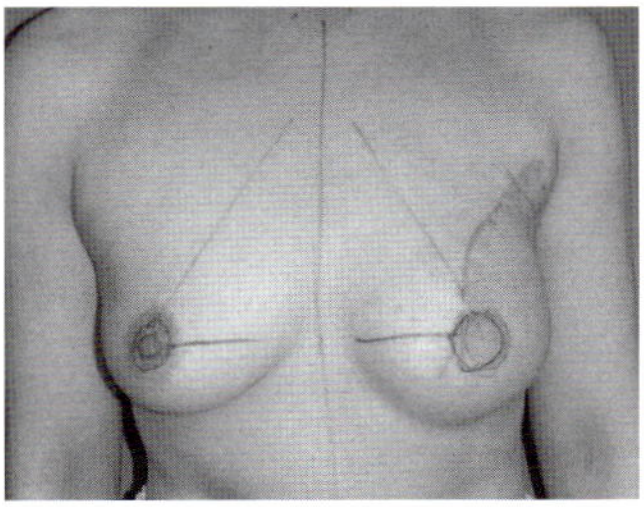

乳輪乳頭の位置は乳房の目に相当するような大事な部分。この位置で左右対称の印象を左右するので、しっかり位置指定。

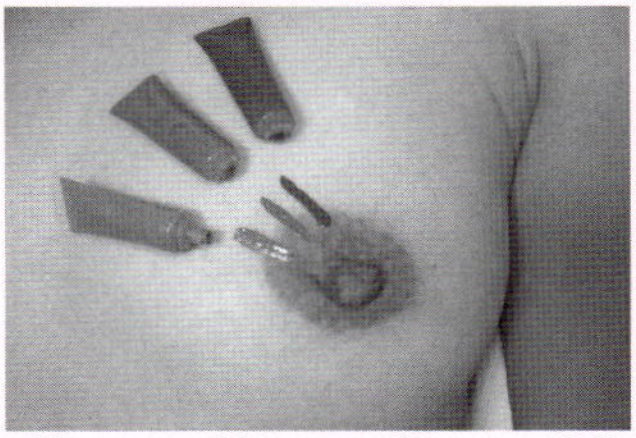

乳輪の色は個人差があるので、できるだけ反対側に近い色を調合する。乳輪そのものにも腺組織や色むらがあるので、できるだけ実物に近い色を再現する。

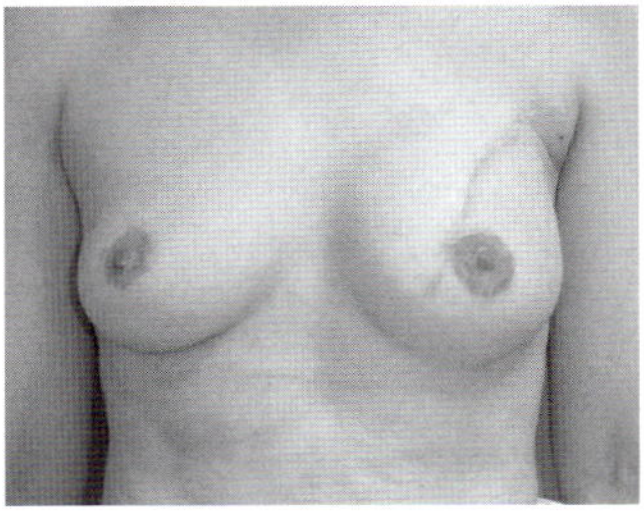

右上の患者さんが乳輪のタトゥー後、乳頭も移植して完成！

Mini 知識

シールタイプの乳輪乳頭

最近では健側の乳輪乳頭から型どりし、シリコンで作る人工物の乳輪乳頭があります。形も色も本物と見間違えるくらいそっくりにでき、皮膚専用の接着剤などで貼り付ければ乳輪乳頭があるように見せることができます。すぐには乳輪乳頭の手術まで考えられない人の場合、温泉に入るときなどに活用することができます。

乳頭の再建

乳頭の再建には健側からの移植、局所皮弁法、タトゥーの3種類の方法があります。

◆健側からの移植

健側の乳管のうち数本を採取して、神経とともに移植する方法です。左ページの図のように水平に採取する場合と、縦に採取する場合がありますが、これは乳頭の大きさ、形によります。健側の大きさは少し小さくなりますが、傷は全くわからなくなり、性的な感覚も変わらず、授乳にも影響はありません。

◆局所皮弁法

健側に移植用に採取するだけの大きさがない場合や、健側をいじりたくない人、両側の再建を行っている場合では、再建された乳房の皮膚を星形に切って組み立てる局所皮弁法（Star flap または Skate flap）が用いられます。この方法では、皮弁の中身が伸展させた脂肪になるため、支柱がやわらかく、ブラジャーの圧迫やうつぶせ寝でつぶされると、平らになってしまうことが少なくありません。しかし、健側をいじりたくない人にはとてもいい方法です。

◆タトゥー（刺青）

健側の乳頭が陥没していたり、これ以上手術をしたくないという人は、乳輪のタトゥーをするのと同時に乳頭部分の色を変えて立体感を出して乳輪があるかのように見せることもできます。実際には乳輪はないので、真横から見ると平らですが、ちょっと見た感じではわかりません。

ヒント！

乳輪乳頭の位置異常を修正

乳がんの手術が乳頭温存乳房切除術で、乳輪乳頭を残せたものの乳輪、乳頭の位置が上方や外側にずれてしまうことがあります。

ずれ方によっては手術で正しい位置に戻すことができますが、これは非常にむずかしい手術ではありません。このことからも乳がん手術時に再建のことを検討しておくといいのです（P23参照）

乳頭移植の方法

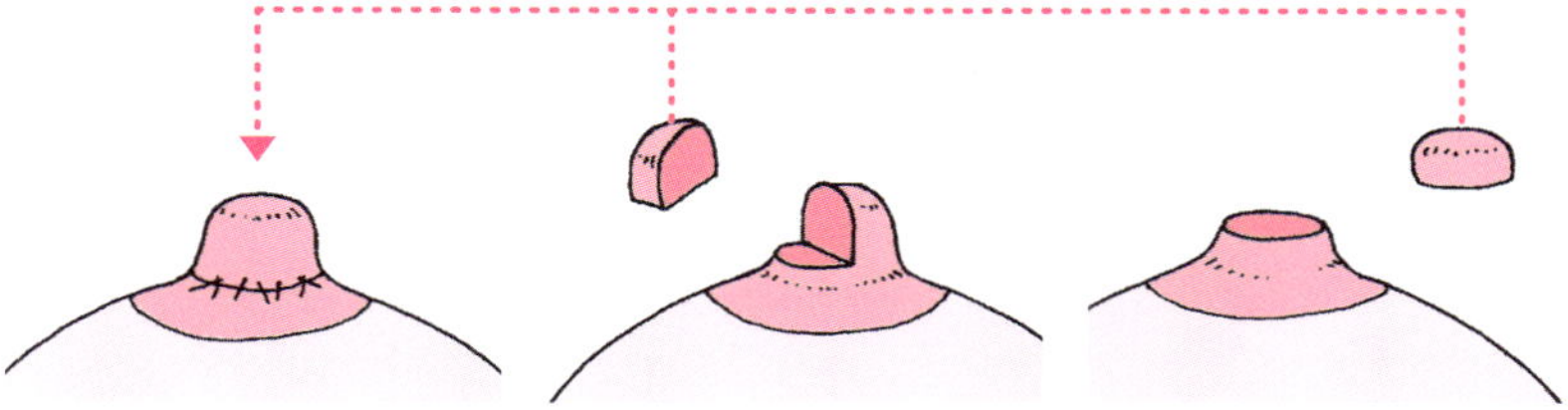

形を整えて、あらかじめ作った乳輪の上に移植してでき上がり。

垂直に切断して移植する方法。乳頭が平らで大きめのときに行われる。

水平に切断して上部を移植する方法。元の乳頭が長いタイプに行われる。

● 局所皮弁法（スターフラップ法）

タトゥーで色を入れた皮膚を図のように星形に切り、中心部に盛り上げるようにまとめて縫い、乳頭を作る方法です。中身は脂肪なので、術後しばらくは圧迫したりしないように注意が必要です。

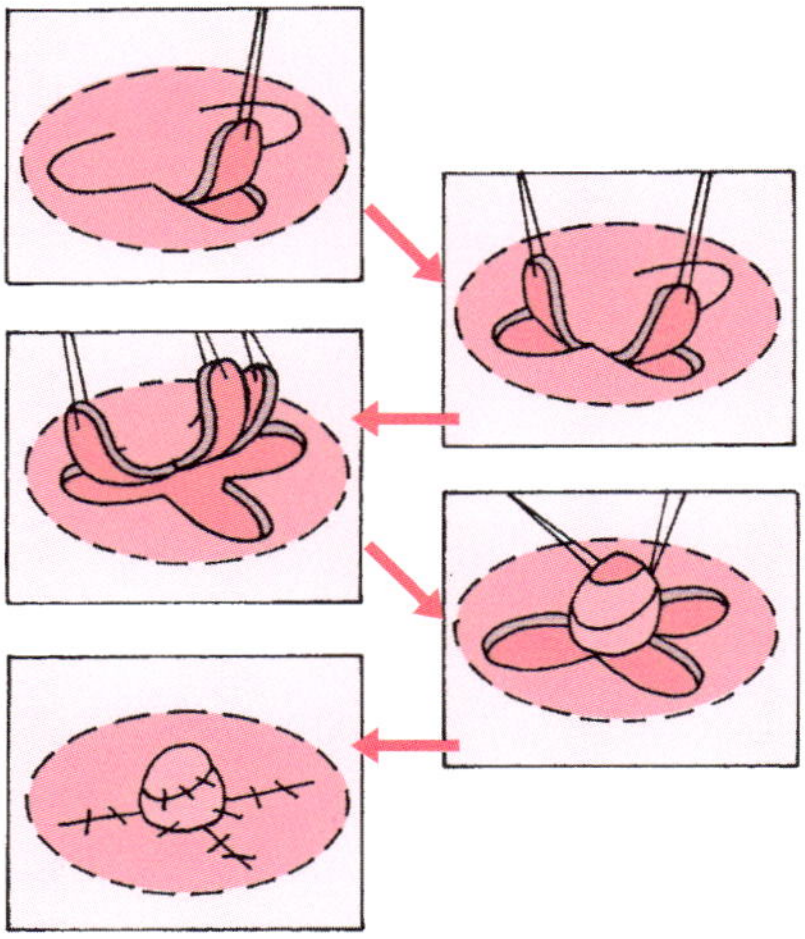

Memo

乳頭を作ったら、移植の場合も局所皮弁法の場合も、しばらくの間は乳頭が刺激を受けたり、つぶれたりしないように、中心を切り抜いたスポンジなどで保護します。クリニックでは保護用のスポンジをお渡ししています。保護用のスポンジは手作りすることもできます。新品の食器洗いスポンジやウオノメ用のパッドを丸く切り、中央に乳頭のサイズに合わせて穴をあけるだけ。交換用に作っておくと便利です。

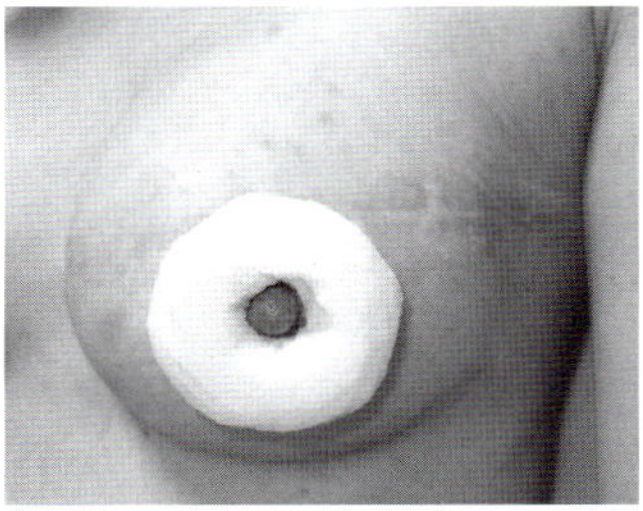

スポンジを切り抜いて乳頭の保護を。
局所皮弁法の場合、特に保護が大切。

私が自家組織再建をやめた理由 ―異時性両側乳がん―

今でこそ人工物による乳房再建を専門にやっている私ですが、じつは大学病院に勤めていたころは自家組織での再建ばかりやっていました。マイクロサージャリー（顕微鏡下）で血管をつなぎ、翌朝、誰よりも早く出勤してガーゼをあけて、あたたかくきれいな色の皮弁をみると心からうれしかったものです。

ある日、Tさんという患者さんにイミーディエット（同時再建）で腹部からの穿通枝皮弁を行いました。反対側の乳房もかなり大きな方でしたので移植した脂肪の量も多かったのですが、皮弁はすべて生着し、とてもきれいに左右対称にでき上がりました。Tさんも「やわらかい。本物みたい」と喜んでくれました。しかしそれから一年もたたないうちに、Tさんはもう一方も乳がんになってしまったのです。片側の乳がんとは違う時期に、反対側の乳房にも乳がんが発症することを異時性両側乳がんというのですが、この場合、もう腹部の脂肪は使えないので、乳がん手術と同時にエキスパンダーを入れ、8カ月後にシリコンインプラントに交換しました。こちらも成功でした。

そして、それから数カ月後の検診のとき、Tさんが言ったのです。「先生、こちら側（自家組織再建した乳房）も人工物でできたんですよね？」「そりゃそうだけど、どうして？」と聞くと申し訳なさそうにTさんが言いました。

column

「今回の人工物の手術は楽だったから。お腹から作ったほうがあたたかいけど、手術のとき痛かったから。特に手術のあと、じっとしてなくちゃいけなくて、腰まで痛くなったから本当は結構つらかった。先生も大変そうだったから黙っていたんだけど……」

十分説明して再建法を選択したつもりでしたが、確かに反対側がこんなに早く乳がんになることまでは考えていませんでした。当時自家組織での再建ばかりやっていた私は、きっと乳がんになったばかりでよく考える余裕がなかったTさんに、自家組織再建に誘導するような説明をしていたに違いありません。

その時、初めて自分に問うてみたのです。『自分が乳がんになったら自家組織再建をやるだろうか？』と。『1週間も入院できないし、痛みに耐えられる自信もない。たぶん私ならやらない』。そう思いました。

それ以来、私はどうしても人工物ではできない症例や、どうしても自家組織でやりたいと言われない限り人工物再建を第一選択肢にするようになったのです。

Tさんはその後もきちんと定期検診に通ってくださり、趣味のフラダンスも今までどおりできるようになったそうです。数年たつとインプラントの冷たさも感じなくなったと話してくれました。しかしお腹の傷はどんなに目立たなくなっても消えることはありません。これが自家組織の現実なのです。

反対側の豊胸、挙上、縮小

人工物による再建では、インプラント選びが重要ですが、あくまで既製品ですから、全く同じ形のものはありません。アメリカの基準に合わせて保険適用されたので、胸の大きい人のためのものは種類も多いのですが、小さいタイプは非常に少ないのが実情です。

胸が小さくて適したインプラントが見つけられない場合には反対側を豊胸するのも一案です。ここまでがんばってきた自分へのごほうびにグラマラスな胸を作るという人もいます。また、ディレイド（二次再建）で下垂した乳房を再建するのがむずかしいのは人工物再建でも自家組織でも同じことで、左右バランスをとるためにも反対側を修正したほうがいい場合もあります。

自家組織で再建した胸は反対側と同じように垂れると思っている人がいますが、それはちがいます。乳房ではなくお腹の脂肪や背中の筋肉ですから、乳房と全く同じようには垂れたりはしません。自家組織再建でもいずれ豊胸や挙上が必要になることはあるのです。

◆**豊胸**

反対側の胸を豊胸する場合でもインプラントは大胸筋下に挿入します。乳房下溝と呼ばれる乳房の下のしわを切るので傷はほとんど目立たず、コヒーシブシリコンインプラント（P57参照）であれば、マンモグラフィーを行っても問題ありません。乳がんは大胸筋の上にある乳腺にできるので、発見の障害になることもありません。

大胸筋と乳腺の両方がはれ、完全にひくまでには3カ月かかりますが、半年もたてば傷はしわのようになり、ブラジャーの跡よりも目立たないくらいになります。

脂肪注入での豊胸は、生着しなかった脂肪がかたまりになり、乳がんと間違えやすくなるのですすめません。

イミーディエット（同時再建）＆豊胸

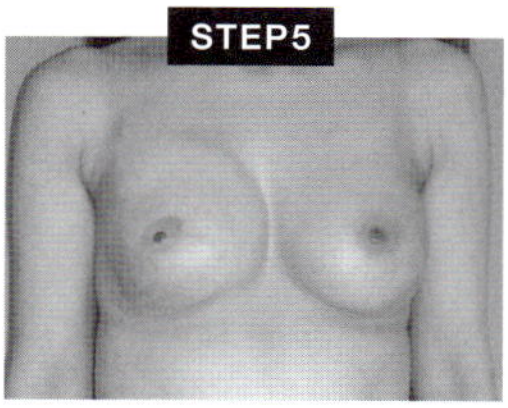

乳輪乳頭を作成し、再建が完成。

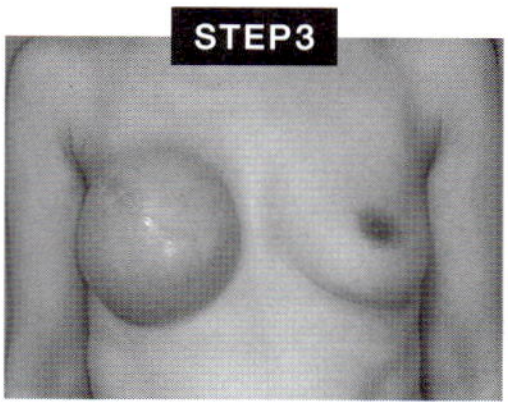

術側のエキスパンダーへの生理食塩水注入がほぼマックスに。

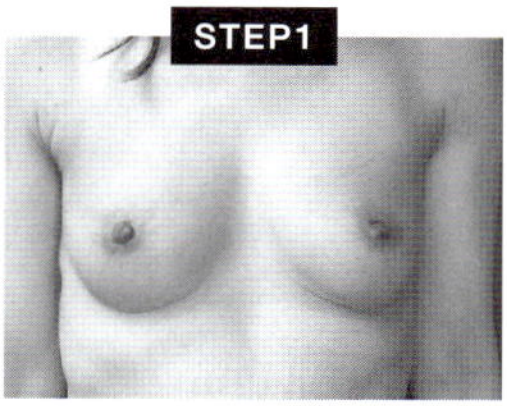

乳がん手術前。

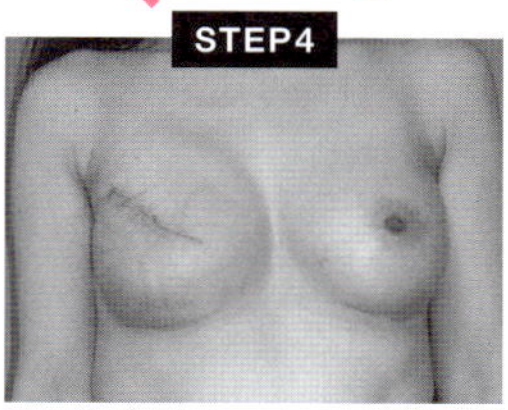

反対側の豊胸術後、エキスパンダーをインプラントに入れ換え。

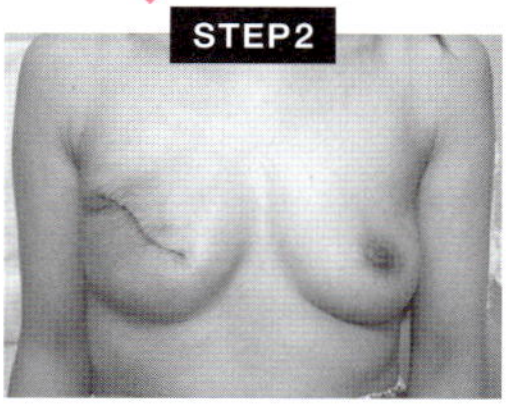

乳がん術後、エキスパンダー挿入ずみ。

ディレイド（二次再建）＆豊胸

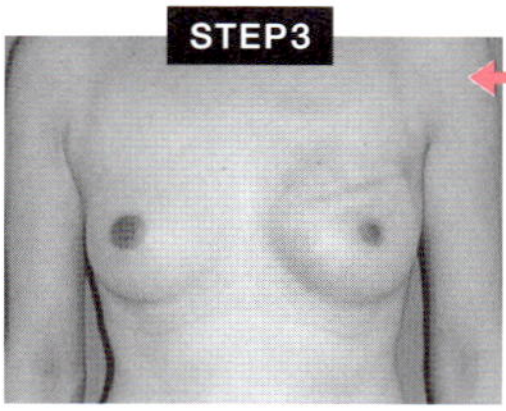

エキスパンダーをインプラントに入れ換え、乳輪・乳頭も作成し、両胸とも完成。

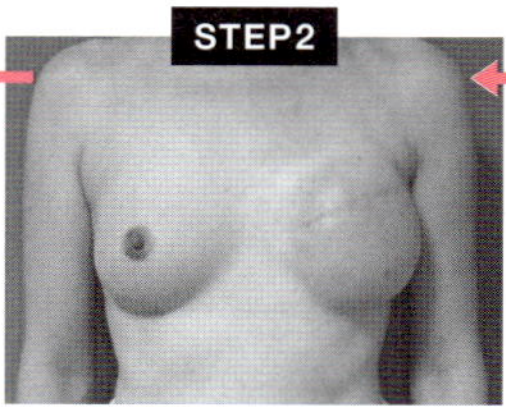

術側にエキスパンダーを挿入し、生理食塩水を満杯まで注入。その間に反対側の大胸筋下に希望の大きさのシリコンを挿入して豊胸手術をすませる。右の写真に比べるとふっくら。

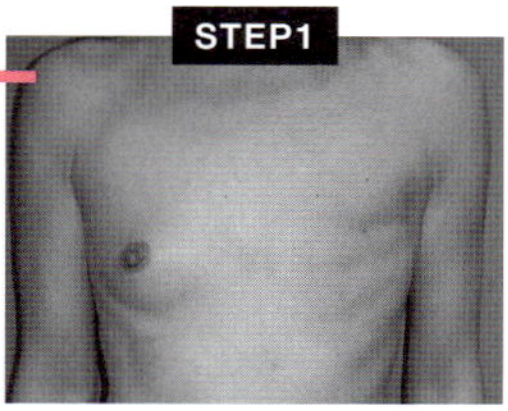

ディレイド（二次再建）の患者さん。術側は全摘、反対側もかなり小さめなので、せっかくだから反対側の豊胸を希望。

挙上、縮小

イミーディエット（同時再建）では、まだ皮膚が縮む前にエキスパンダーを入れることができるので、皮膚は袋状に残り、これを適宜ふくらませて維持していけば下垂気味の乳房も比較的きれいに作ることできますが、ディレイド（二次再建）の場合、皮膚は一度平らになってしまっているので、下垂した形を作るのは至難のわざです。なぜなら皮膚は前には伸びても下には伸びないためです。

また、イミーディエットでも、乳輪乳頭の大きな人の乳房では、乳輪乳頭を切除しただけで、胸は反対側よりも上方に移動してしまいます。

こういう場合に、反対側を挙上（つり上げ）、縮小することで再建側手術の負担を減らし、楽に左右をきれいにそろえることもできます。挙上は、垂れた乳房を持ち上げてツンとした形にすることです。縮小は挙上とともに脂肪も切り取って乳房の大きさ自体を一回り小さくする手術です。

挙上の場合、乳輪乳頭の周囲と、そこから真下に向けて傷ができます。縮小の場合は乳輪乳頭の周囲、真下に向かった傷に加え、真下に向かった傷の左右にも傷ができますが、いずれも1年もたてばかなり目立たなくなります。

挙上や縮小を行っても、その後マンモグラフィーやエコーによる診断を受けることに何の問題もないので、きちんと検診を受けることもできます。

一ついえることは、手術の時点で左右をそろえることになるので、その後再び反対側が下垂したり、太ったりやせたりしても人工物は当然ながら変わりません。このことも考えると、永久に左右がそろうわけではありません。

また、反対側の手術は治療ではなく、術側とそろえるといういわば美容的な面が目的であるため、健康保険はききません。手術の方法はもちろん、医療機関によっても違いますが、私のクリニックの場合、およそ50～70万円で反対側の豊胸、挙上、縮小などが行えます。

乳房挙上・縮小手術

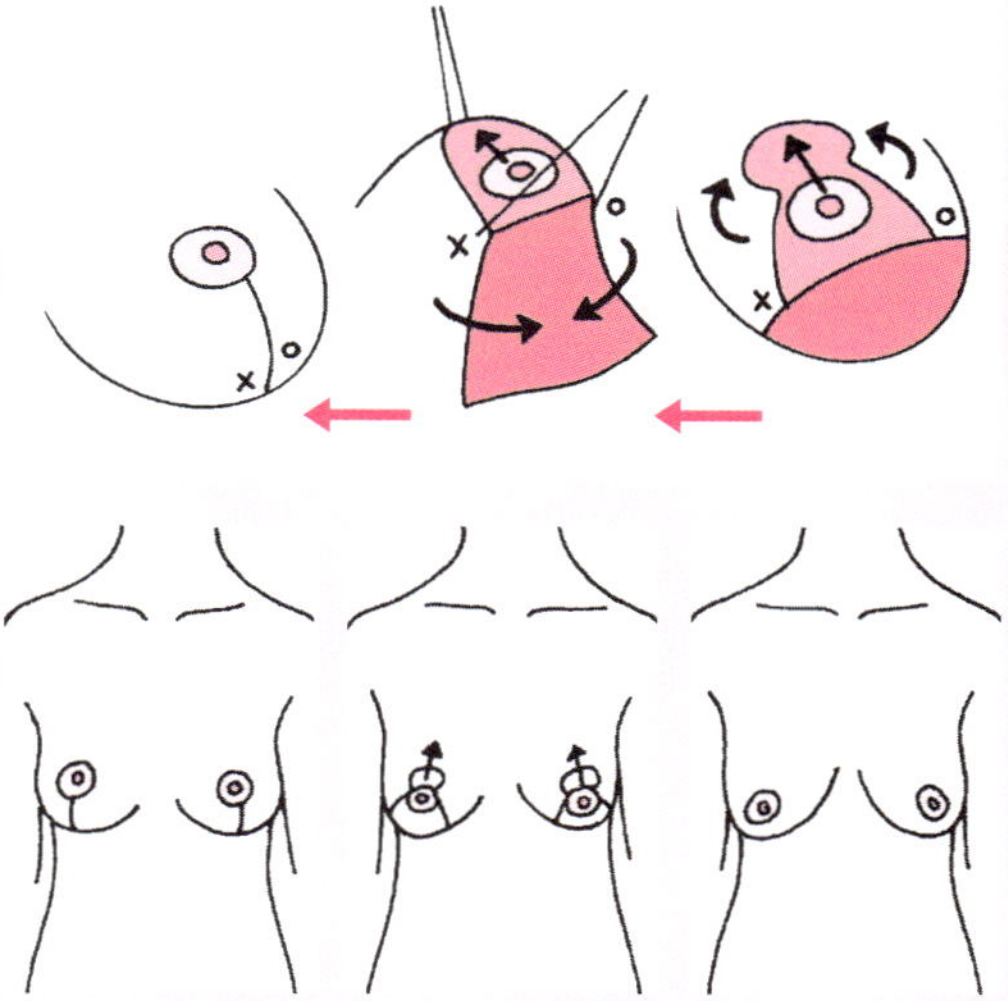

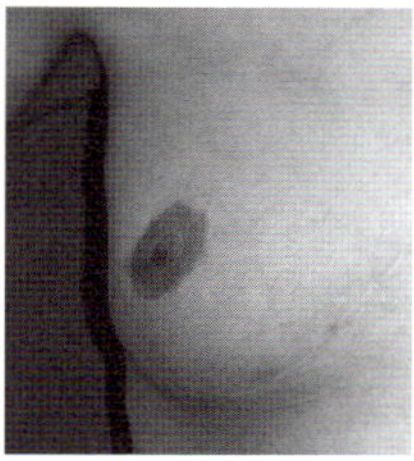

縮小する場合は下（乳房下溝）を切るので、下側にも傷がつきます。

ディレイド（二次再建）で挙上もした例

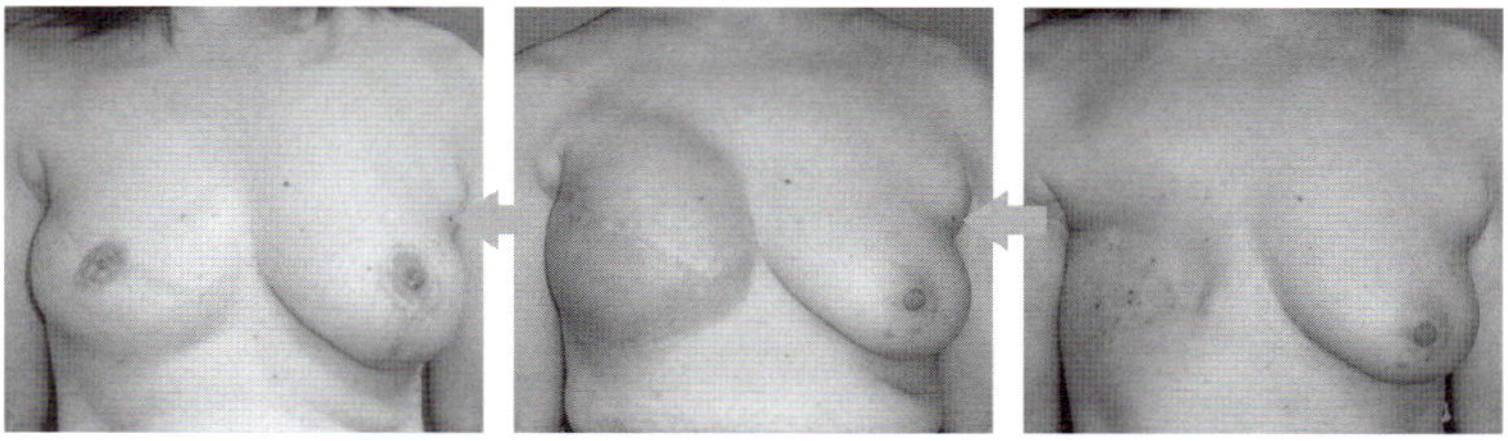

術側はインプラントに入れ換える。健側は挙上手術。その後、乳輪乳頭を作成して完成。

まず、術側にエキスパンダーを挿入し、皮膚を伸ばす。生理食塩水はほぼ満杯に。

ディレイドの術前。健側の乳房はかなり下垂ぎみ。

プラスαの再建

脂肪幹細胞の注入でさらにきれいに

乳房のふくらみと、乳輪乳頭ができ上がれば、乳房再建は一応完成です。しかしすでに書いてきたように人工物による再建には限界があります。まずはインプラントでは高さ不足で鎖骨の下が埋まらない、リップリングと呼ばれるインプラントの縁にできるしわが見えるなどが起こることがあり、これが気になる人は少なからずいらっしゃいます。ここから先はオプションのようなもので、やらなければやらなくてもいいのですが、より整容面を気にするのであれば脂肪注入が効果的です。

◆脂肪幹細胞注入

脂肪注入とは、自分のお腹の脂肪を吸引して脂肪幹細胞にし、リップリングや、鎖骨下のくぼみなどに注入してふっくらとさせる治療です。

脂肪注入は最近では大流行のようですが、実は2種類あります。単にお腹や太ももから脂肪を吸引し、そのまま注入する方法と、吸引した脂肪を高速で遠心分離し、不純物や不要なトリグリセリド（中性脂肪）を取り除く処理をし、幹細胞と呼ばれる生きた細胞を含んだ脂肪のみを注入する方法です。前者は簡単ですが、6割以上が定着せず、とけ出してしまったり、ミイラ状に固まって乳がんとまちがわれたりします。ローストチキンを焼くと黄色い液体の脂肪が出てきますが、これがトリグリセリドです。それに比べ、幹細胞は85〜93%程度生着します。１００%ではないことはしっかり認識してほしいのですが、十分に効果的な整容性の確保法です。

脂肪注入でも、放射線照射をしていると生着率が悪いことがわかっています。また、最近始まった治療なので、長期成績はわかっていないのが実情です。

◆脂肪幹細胞注入手術のやり方

まずおへその内側に小さい穴を2つあけ、そこから吸引する腹部全体に局所麻酔薬を注入します。

次にその穴から先に刃のついた専用の脂肪吸引用カニューレを挿入し、脂肪を吸引します。脂肪吸引はただただひたすら皮下でそのカニューレを動かして脂肪をはがしては吸いとるので、手術が終わるころには術者は腕が疲れてパンパンになるほどです。

吸引された脂肪には脂肪だけでなく、血液や麻酔薬もまじっているので、遠心分離機にかけて処理し、不純物やトリグリセリドを除去し、さらに処理をして本当に生着する幹細胞付の脂肪だけにします。

その間におへその穴を縫い、腹部を圧迫して処置を行います。

注入する幹細胞付の脂肪ができたら専用の注射器に入れて優先順位の高い部分から注入していきます。深く入れすぎれば吸収されてしまってふくらみにならないので、皮下ぎりぎりのところに入れることがコツです。ここまでで約2時間程度です。

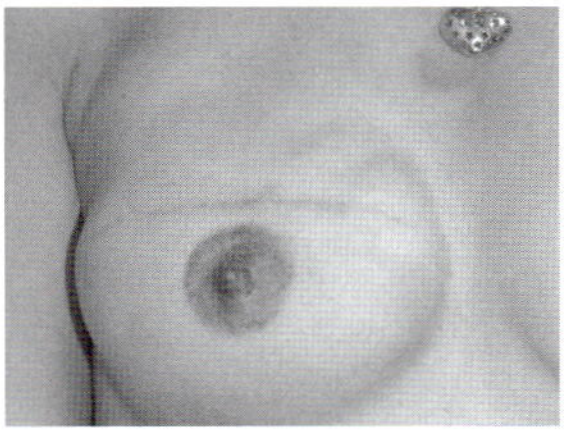

脂肪幹細胞注入前の術側の胸。鎖骨側に埋めきれないへこみとインプラントの縁（リップリング）がはっきりとわかる。

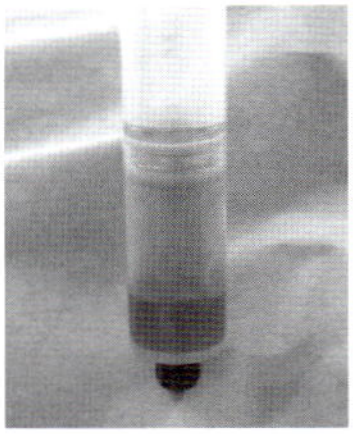

吸引後に遠心分離したおなかの脂肪。不純物と脂肪幹細胞が分離していることがわかる。

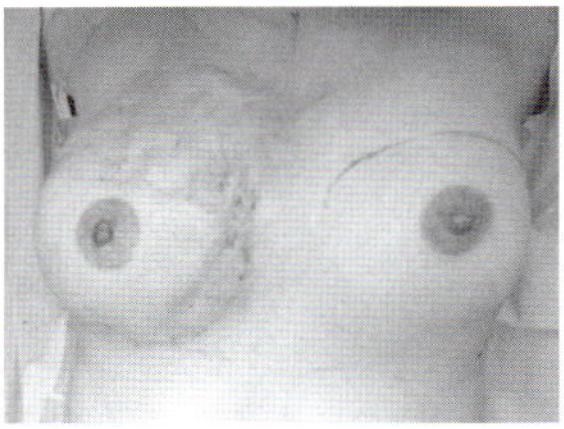

脂肪注入直後。注入した部分の脂肪がわかる状態。時間とともになじんで自然になっていく。

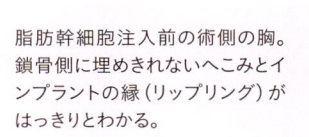

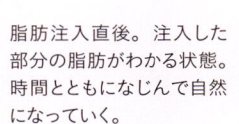

実例● Nさんの場合

私が行った脂肪幹細胞注入例の比較的初期の患者さんがNさん。まだ人工物再建に健康保険が適用になっていない時期で、Nさんは自費での再建を行いました。しかし、がん保険や疾病特約付きの生命保険などに加入していたため、給付金が思った以上に出て、乳がん治療と人工物再建を受けてもさほど家計に影響しませんでした。だったら最後まできれいにやりたいとNさんは脂肪注入を希望しました。幸いなことに放射線治療を受けていなかったし、これまで腹部の手術歴もなかったので、脂肪注入の適応でした。

まずはどこがいちばん気になり、どこをどうしたいのかじっくり考えてもらうと、まずインプラントの縁が見えてしまうのが嫌だとのこと。さらにインプラントの上方にリップリングがあり、普段ブラジャーをしているときはあまり気にならないのですが、お風呂に入るたびに「このしわはなんだろう」と気になっていました。さらに反対側に比べ、明らかに鎖骨の下がへこんでいるのもいやでした。

乳房自体がなかったときは気にならなかったのですが、いざ再建してみるとデコルテのあいたTシャツを着てもへこみが気になりだしました。

Nさんは特に太っているわけでもなく、逆に極端に体脂肪が少なくもなかったので、ある程度の脂肪は吸引できそうでした。しかしその脂肪のうち本当に幹細胞のついた移植できる脂肪がどのくらいなのかはやってみないとわかりません。ということを説明し、いちばん注入してほしい部分から順に優先順位をつけてもらいました。1位がリップリングを隠す、2位がインプラントの縁を目立たなくしたい、3位が鎖骨下のへこみ、4位がわきの下のへこみの順でした。

結果的には3位まで注入することができました。Nさんの脂肪は比較的トリグリセリドが少なかったことも功を奏しました。術後の経過は順調でとても満足してくれました。「思ったより痛くなかったので、もう一回太って、今度は腋窩のへこみまで直したいです」

脂肪幹細胞による修正

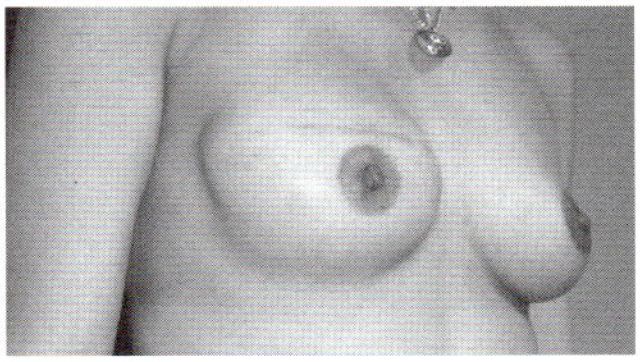
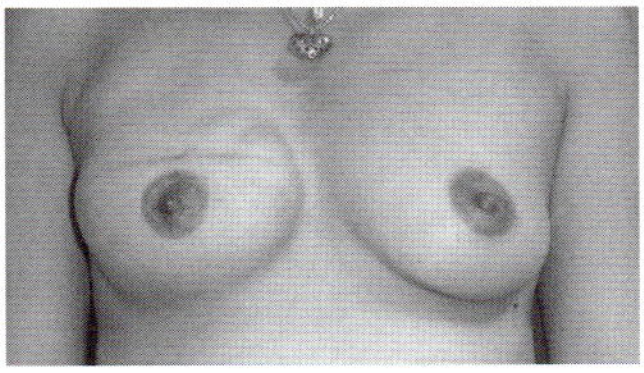

P71でも紹介しましたが、鎖骨下のへこみとインプラントの縁（リップリング）が目立つことが悩み。

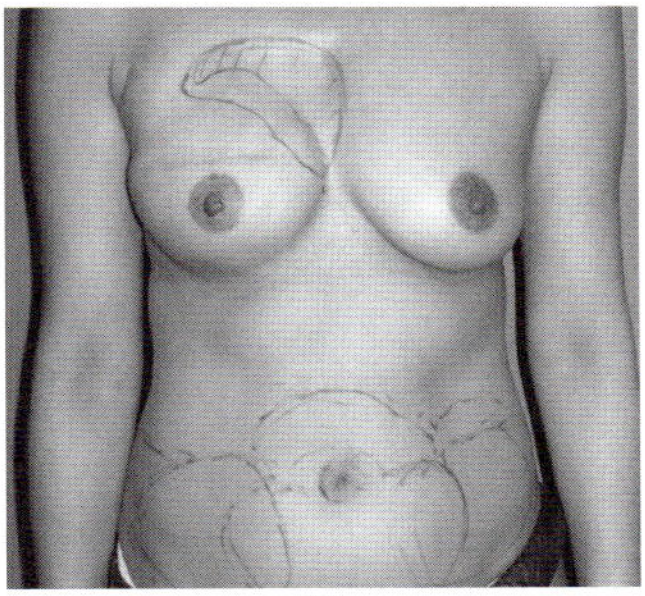

脂肪の吸引と注入の計画を実際に書き込んでみる。腹部のどのあたりの脂肪を吸引するのか、その脂肪をどの部分に注入するのか、いわば設計図のようなもの。

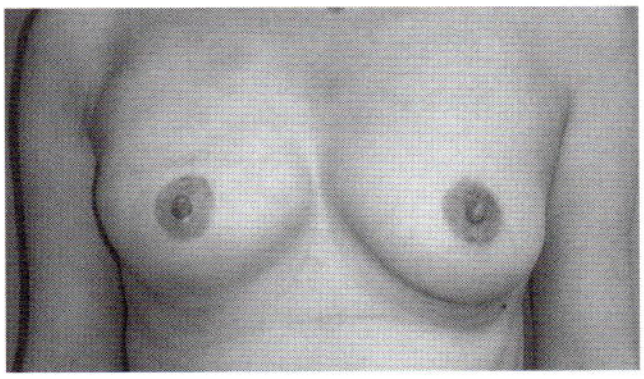
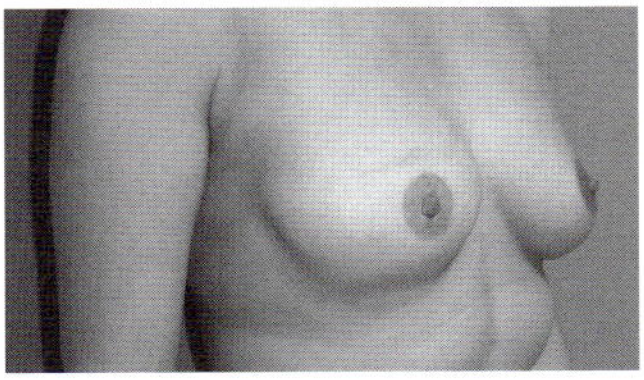

脂肪注入後3年目。左は正面から見た写真。インプラントの縁はほとんどわからなくなっている。術後（P71注入直後写真）はでこぼこしていた表面もなめらかに整っている。右の側面から見た写真では、鎖骨下のへこみが埋まっていることがわかる。

著者のひと言

きれいに再建できて満足してくれることは形成外科医にとって、なによりうれしいことです。できないことはできないと言いますが、乳がん治療が終わり、患者さんが次のステップに踏み出したと感じるのもうれしいですし、再建してよかったと思ってくれることに喜びを感じます。

乳房再建の合併症

乳房再建手術も外科手術なので、１００％安全とはいえません。術後に感染などの合併症が起こることもあります。可能性のある合併症についての知識があれば、予兆が現れた時点で適切な対応ができ、ダメージを最小に抑えることができますから、現実から目をそらさずに、知識を頭に入れておいてください。

なお、乳房再建はどんな方法で行ったとしても全く元の通りにはなりません。したがって、左右非対称についてはここでは合併症からはずして、それ以外の合併症について解説します。

自家組織再建の合併症

自家組織による再建で代表的な合併症は『組織壊死』です。要するに、移植した皮膚や脂肪の血行が悪く、生着しなかったということです。

脂肪壊死も皮膚壊死も喫煙者、放射線照射している人のほうが可能性が高いので覚悟が必要です。

◆皮膚の壊死

皮膚壊死には肌色の皮膚だけが壊死して皮がむける表皮壊死と、皮膚から皮下組織（脂肪）まですべて死んでしまう全層壊死とがあります。表皮壊死は『因幡の白うさぎ』のような状態で、転んですりむいても、いずれかさぶたになり、下に新しい皮膚ができるのと同じ状態です。

しかし全層壊死（皮膚の中まで壊死してしまう）に至ると、当初は赤黒かったり、白かったりするのですが、ひっかいても血も出ず、最後にはカラカラなかさぶたの親分みたいになっていくので、少しずつ壊死組織を切って血を出していかなければなりません。

◆脂肪の壊死

皮膚の場合は赤黒くなりますが、脂肪は意外と外からはわかりません。脂肪が壊死するととけるか固まるかどちらかなのですが、炎症を起こしてドロドロとけていくと周囲が真っ赤になり、感染したようになります。その後、どこかの傷からローストチキンで見られるような黄色い透明な液になって出てくるか、そのまま吸収されるかどちらかです。一方、液状にならずに固まって残った脂肪はひからびてミイラ状になり、固くなります。これは乳がんと間違えられることも少なくありません。どちらも脂肪が壊死したということです。

人工物再建の合併症

人工物再建の合併症は時期によって二つに分けられます。一つはエキスパンダーを入れている間の合併症。つまり再建途上に見られる合併症です。もう一つはインプラントに入れ換えたあとにみられる合併症。これはある意味、インプラントの限界ともいえるものです。次のページからそれぞれについてくわしく説明しますので、自分がどの状態なのか判断する参考にしてください。

自家組織再建の合併症例

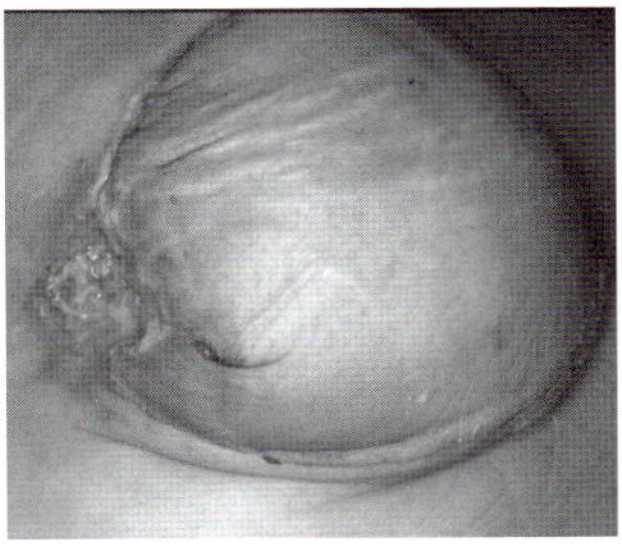

生着しなかった脂肪が壊死し、どろどろにとけてしまった場合、傷口から液状になった脂肪が出てくることがある。

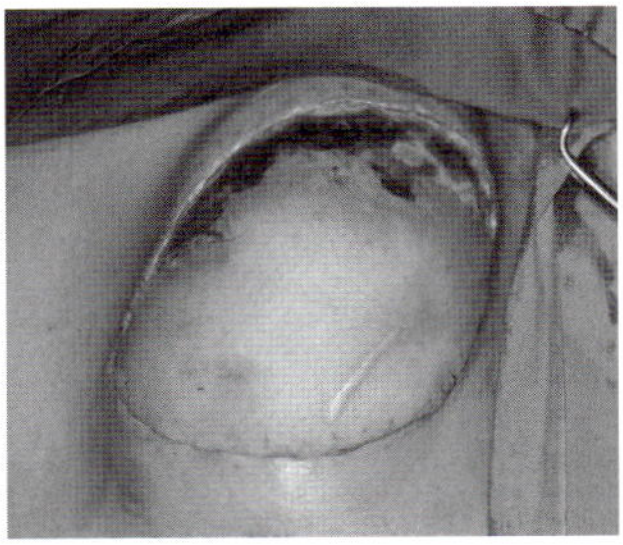

自家組織の再建で皮膚が壊死を起こした例。全層壊死を起こしているので、カラカラのかさぶたのような状態になってしまっている。

エキスパンダーで伸展中の合併症

エキスパンダー挿入中の合併症には感染、血腫、デクビなどがあります。いずれも気になる症状が現れたら、そのままにせず、できるだけ早く受診することがダメージを最小限にとどめ、再建を続けていくポイントです。

感染と血腫

感染と血腫は非常に関連が深く、特に乳がん手術と同時にエキスパンダーを挿入するイミーディエット（同時再建）では、胸が大きいか、乳がん手術でどのくらい時間がかかったか、術中の出血はどのくらいあったか、腋窩リンパ節郭清をしたか、術後どのくらいでドレーンが抜けたかなどで血腫が起こったり、感染したりする率が変わってきます。術後に出血や浸出液が多いと、そこに菌が繁殖しやすいからです。

術中の止血が大切なのは言うまでもありませんが、再建を受けた患者さんも、術後の飲酒はもちろん、体があたたまりすぎる辛い食べ物を避けることなどが大切です。浸出液と呼ばれるリンパ液は、たまったら抜くのが原則。ためたままにしないことがいちばん大事です。また、術後はブラジャーでエキスパンダーが動かないように固定してください。

デクビ

デクビとは床ずれのことで、エキスパンダーの端が折れて角ができ、その角が内側から薄い皮膚を刺激し、さらに血の巡りが悪くなって穴があいてしまうことです。特にイミーディエット（同時再建）で術後化学療法を受けると、白血球が減少して免疫力が落ちたり、皮膚がダメージを受けることがあり、通常よりも小さな圧迫でも皮膚が裂けたりしやすいので注意が必要です。

感染による炎症や血腫

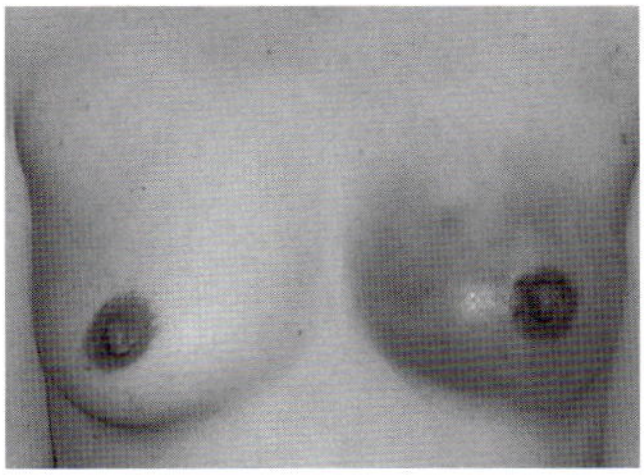

エキスパンダーの周囲に出血が起こり、血液がたまってしまった状態。

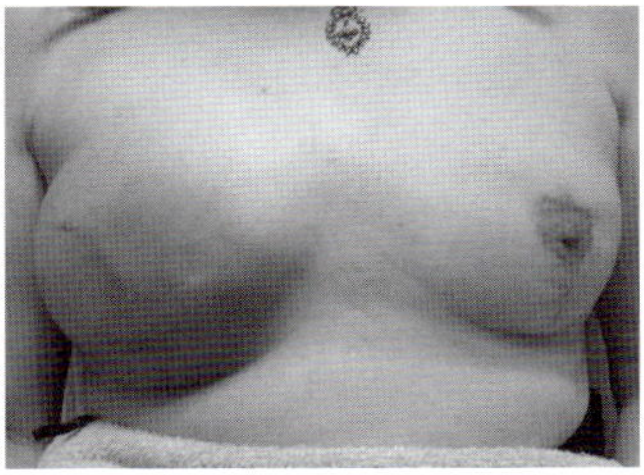

術後に感染を起こし、赤くはれ上がってしまった例。早期に受診することが重要で、あまり炎症が進んでしまうと、エキスパンダーを取り出さなければならないことも。

デクビになるまで

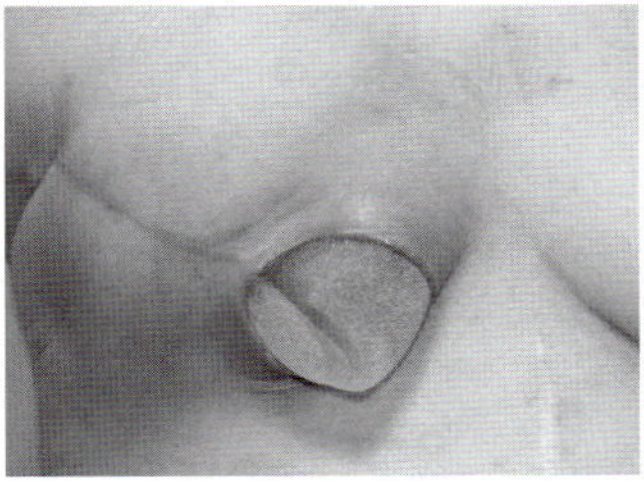

完全に皮膚が破れ、エキスパンダーが露出してしまった状態。ここまでくると皮膚をふさぐことでは対応できないので、一度エキスパンダーを取り出し、改めてエキスパンダーを入れ直すことになる。

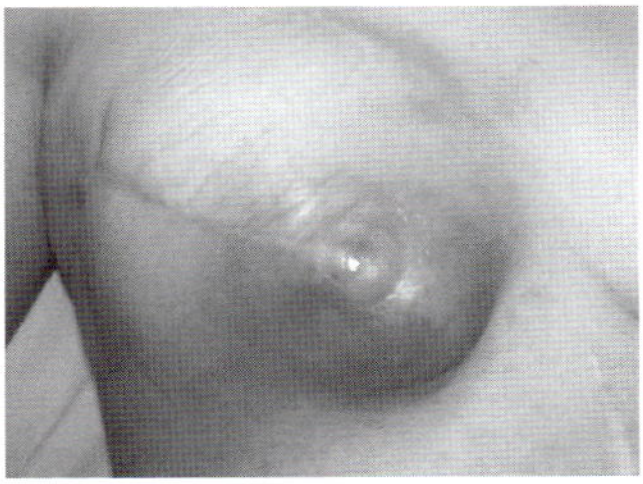

エキスパンダーにまだ生理食塩水があまり注入されていない状態の時期には、袋状のエキスパンダーの縁が折れて角ができることがあり、その角が皮膚を内側から刺激して炎症を起こすことがある。

著者のひと言

合併症はなるべく早く対応するのがポイント。乳がん世代は仕事も家庭も忙しく、自分のことが後回しになりがちですが、「変だ」と感じたらすぐに受診を！　遠方の人で気軽に受診できない場合でも、トラブルの際は最優先事項に。

インプラント入れ換え後の合併症

インプラント入れ換え後ならではの合併症は、リップリング、回転、被膜拘縮などがあります。

リップリング

インプラントの縁にできるしわのことで、特にA、C領域（P19参照）といった乳頭よりも上方に乳がんがあった場合に起こりやすいです。

この部分の乳がんの場合、がんの取り残しがないようにしっかり脂肪まで取ると、しわ程度ではなく、インプラントの縁までくっきりと見えることもあります。

この境目がどうしても気になる場合、脂肪注入（P70）を行うしかありません。

リップリングの例

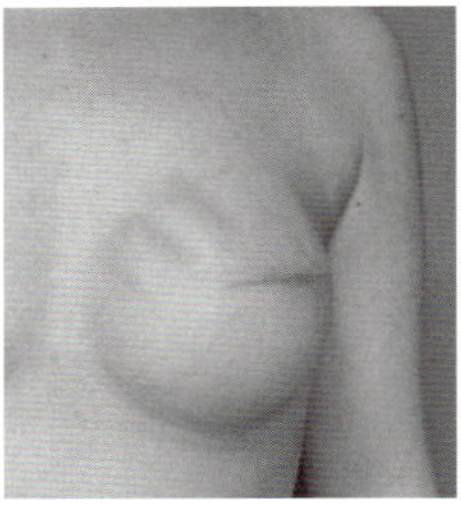

波打つように縁が見えているリップリングの例。

回転

ラウンドタイプのインプラントはもともと上下左右がほぼ対称的な形なので、多少回転しても外からはわからないのですが、自然な下垂を再現したアナトミカルタイプ（しずく型）のインプラントを入れた場合に、上下が反転して本来は下になるべきふっくらと厚みのある部分が上にきてしまうのが回転です。スムースタイプのエキスパンダーを使用していた人やイミーディエット（同時再建）でエキスパンダー挿入後に浸出液が多かった人に多くみられます。

回転は時期によってはマッサージで治る場合もありますが、手術をして被膜を縫合することが確実な修正方法です。

✳ アナトミカルタイプの回転例 ✳

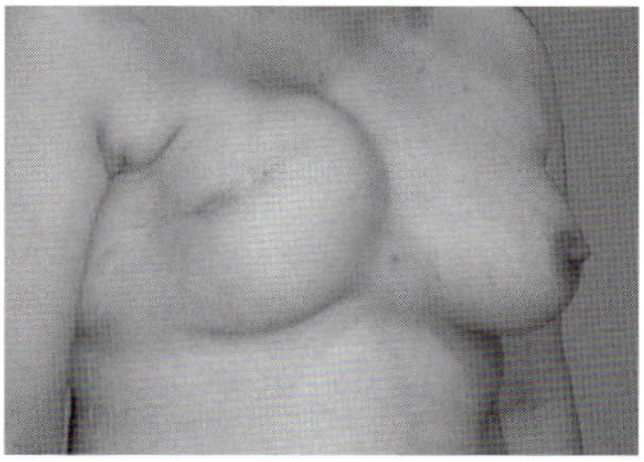

横から見ても上に厚みがあり、不自然な形であることが歴然とわかる。

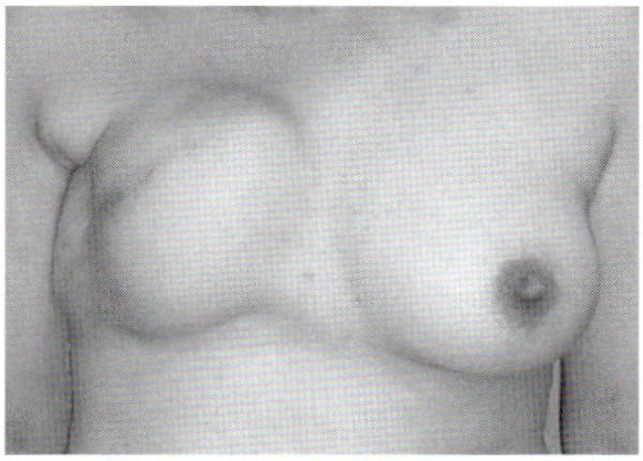

回転してしまった例の正面。インプラントの厚みのある部分が上部に移動し、上にボリュームが出てしまっている。

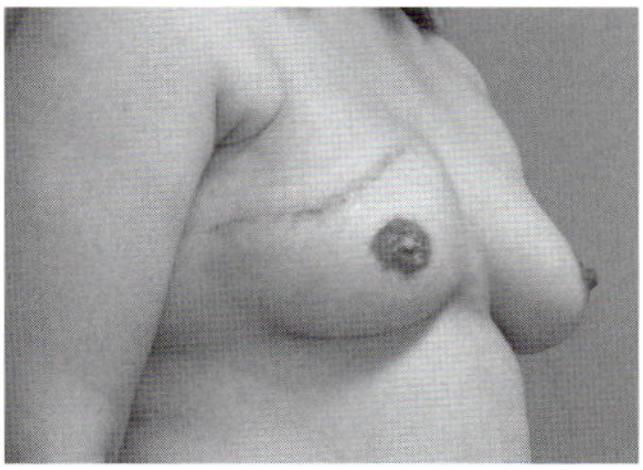

横から見ると不自然な上部のふくらみがなくなり、下部に自然な厚みが出て、自然な印象を取り戻せた。

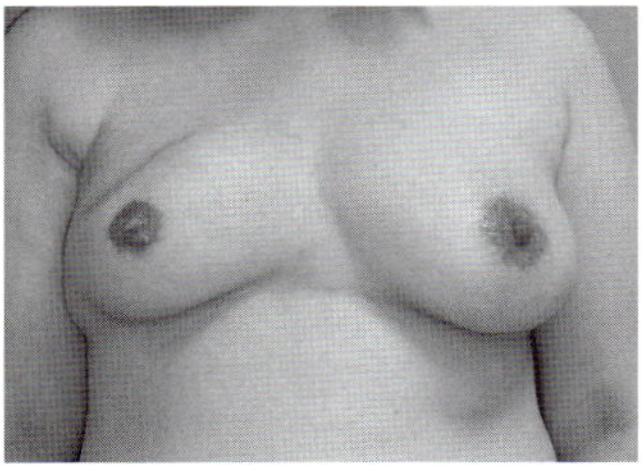

手術をして上下を反転させることで自然に下垂した状態に戻すことができた。

● 回転して上下反転

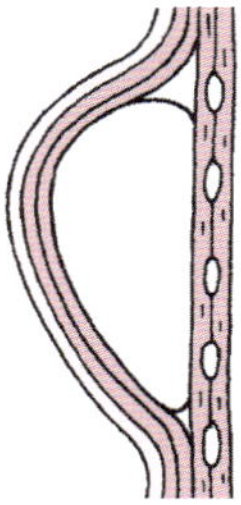

● アナトミカルタイプの正常な位置

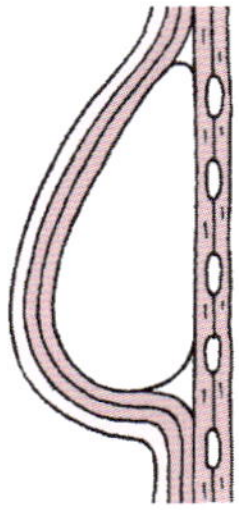

被膜拘縮について

被膜というのは、体内に異物が入った際、異物と一線を画すために体が作る膜のことで、インプラントだけでなく、人工関節やペースメーカーでも作られます。被膜によって体が異物から守られ、たとえば液状のインプラントが破損しても、流れ出たシリコンはほとんどの場合被膜内にとどまり、外に流れ出しません。

被膜は刺激が大きいほど厚くなる傾向があり、被膜拘縮とはインプラントを包むようにできた膜が刺激によって厚くなり、ぎゅっと異物が入ってるように見える不自然な状態を言い、程度は4つに分けられます。

Ⅰ度 **異物を入れているすべての人に起こっている。**

Ⅱ度 **多少被膜が厚く、硬くなりつつある状態。**

Ⅲ度 **ボールのように硬くなりインプラントが押し付けられた状態で、誰が見ても何か入っているように見える。**

Ⅳ度 **Ⅲ度に痛みを伴っている状態。**

Ⅲ度、Ⅳ度になると手術による治療が必要になります。だれにでも起こり得る合併症ですが、インプラントの改良と、きちんとした位置で十分に皮膚を伸ばして入れ換えることで、画期的に減りました。

発症しやすい人には次のような共通点があります。

- **やせていたり、乳がんで脂肪をたくさん取っている**
- **術後に内出血が多かった**
- **感染歴がある**
- **体に対して大きいインプラントが入っている**
- **放射線照射をしている**
- **表面が硬いエキスパンダーやインプラントを使用**
- **生理食塩水の注入量が十分ではなかった**
- **皮膚の伸展期間が十分ではなかった**

以上はなんらかの形で被膜拘縮の引き金になっています。

治療は、被膜を破くか切除することですが、被膜は非常に血行がよく、切除することで出血し、血腫ができればまた被膜拘縮を起こす可能性は否めません。また、もともと脂肪などが少ない場合、被膜を切除することでさらに皮膚が薄くなって血行が悪くなることもあるので注意が必要です。

✳ 被膜拘縮Ⅲ度の状態 ✳

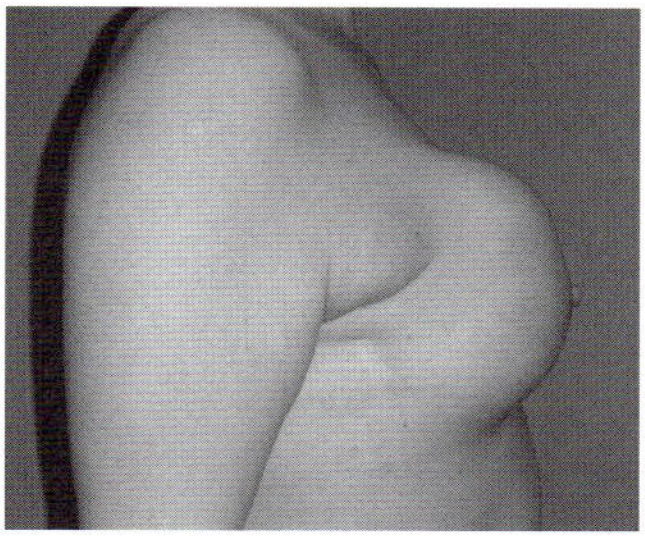

被膜拘縮Ⅲ度横向き。自然に下垂した健側に比べ、拘縮していることでお椀をかぶせたような形になっている。

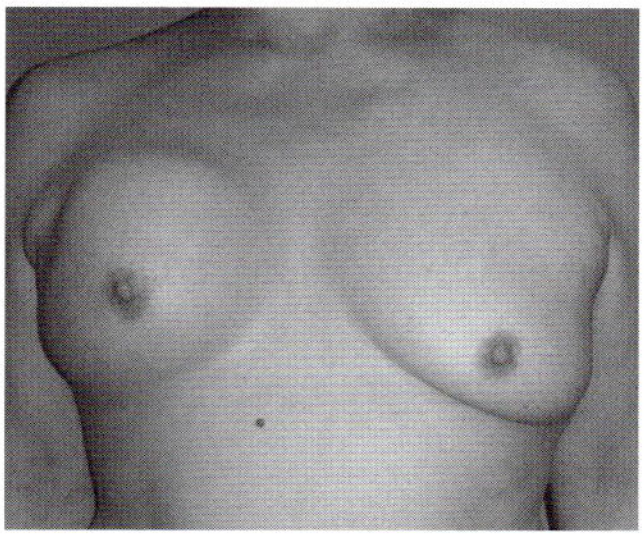

被膜拘縮Ⅲ度正面。被膜が収縮してギューッとかたまりのような状態になっているのがわかる。

✳ 被膜を切除 ✳

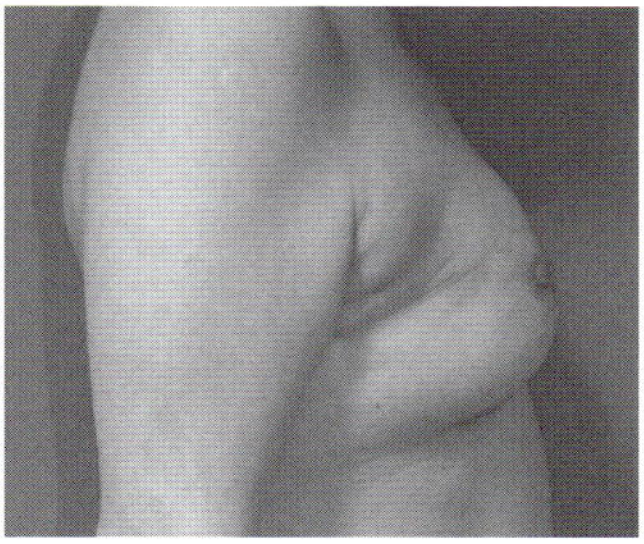

被膜切除後の横向き写真。自然な下垂が見られ、やわらかそうな印象に。

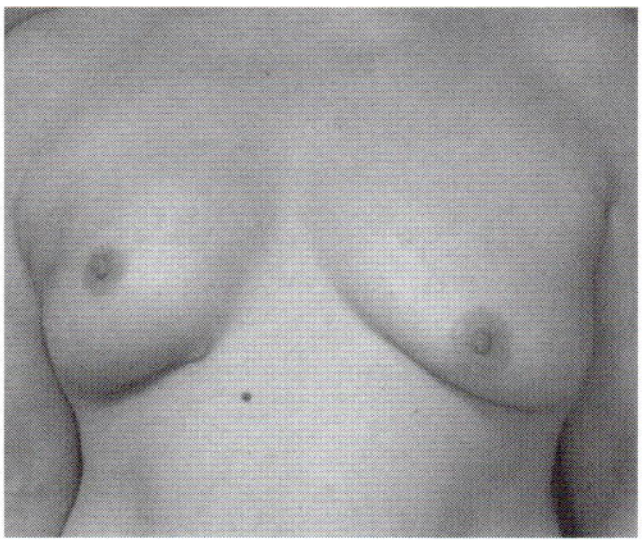

被膜切除後の正面。収縮した硬そうな印象がなくなり、自然な質感に戻っている。

著者のひと言

健康保険適用以前に人工物による乳房再建をした人でも、被膜拘縮が起きたり、その他のトラブルが発生した場合、保険による治療や入れ換えができます。気になっていたら形成外科を受診してみるとよいかもしれません。

リンパ浮腫と再建ー正しい姿勢の大切さ

Mさんは15年前に乳房を切除し、腋窩リンパ節郭清も行いました。脂肪などの組織もたくさん取っていて腕のむくみも出ています。しかも腰が痛くて仕方がなく、骨転移を疑って何度も検査をしましたが、その所見は全くありませんでした。

初めていらしたときも、不安げなMさんと一緒にもっと心配そうなご主人とお嬢さんがご一緒。ご主人はある企業の経営者で、Mさんは表情は暗いながらもいかにもお金持ちの奥様というたたずまいでした。会計はお嬢さん、ドアをあけるのはご主人、Mさんはバッグ一つ持たないのではと思うくらい至れり尽くせりの状態でした。

「スポーツは何かなさいますか？」と伺うと、ご主人は「とんでもない。重い物も持っちゃいけないと言われているから、とにかく家でおとなしくさせています」と言います。私は少し心配になり「確かに術側の腕で重い物を持つのはよくないんですが、あまり動かさないこともリンパ浮腫の原因になります。リンパは体中を流れているのですから、今のように動かない生活だとそれだけで鬱滞してしまいます」と言うとご主人もお嬢さんも狐につままれたような表情をされました。

Mさんは「乳がんになる前はよくテニスをやっていましたが、やめてしまったら太るばかりで」と言います。「いきなりテニスは大変ですが、まず姿勢を正してストレッチをしてください。再建

column

はリンパ浮腫をよくすることはあっても悪くすることはありません。でもせっかくエキスパンダーを入れても今のような暮らしでは、皮膚はなかなか伸びません」と言うと、ご主人とお嬢さんは顔を見合わせ、「少し過保護にしすぎたようですね」と言いました。

結局、Mさんは再建を決意し、手術を待つ間もエキスパンダーを入れてからも確実に変わりました。スポーツジムでトレーナーについてストレッチをやったり、トレッドミルで歩いたり。「パーソナルトレーナーというところがMさんらしいんですけどね」とナースは笑います。姿勢もよくなり、よく笑うようにもなりました。「エキスパンダーを入れて久しぶりに胸のふくらみができただけでもうれしくて、先生に言われて姿勢に気をつけたら、あんなに悩んでいた腰痛がうそみたいによくなりました。またテニスができるようにがんばるつもりです」

腋窩のリンパ節を切除すると、その周囲の脂肪も探るので、術後皮膚が縮み、わきの下はちょうど狭くなった道路で渋滞が起きたような状態で、腕から心臓へ戻ろうとするリンパの流れは滞ります。エキスパンダーを入れて胸の皮膚を伸ばすとわきの下のほうまでテント状に伸びてリンパ液が流れやすくなることもありますが、それはたまたまで、基本的には再建とリンパ浮腫はあまり関係ありません。ただ、再建をしようとする意欲とか、自信を取り戻して積極的になったり、姿勢がよくなったりという影響でリンパ浮腫が改善することは少なくありません。もちろんやりすぎは禁物ですから、ほどほどに。

知っておきたいミニ知識

放射線照射と乳房再建

乳房温存手術を受けた場合は、残した乳腺に目には見えないがん細胞が残っている可能性があるので、完全に死滅させてがんが再発しないようにするために、放射線照射が必要です。全摘手術を受けた人でも、わきの下のリンパ節に4個以上の転移が見つかったり、しこりの大きさが5㎝以上あった場合は、再発の可能性が高いことから放射線治療を受けたほうがいいとされています。

乳房再建における保険適用のガイドラインには「放射線照射を受けた人の人工物による再建は望ましくない」と書かれていて、以前から「放射線照射後の人工物再建は無理」と考える形成外科医は多く、その場合、自家組織再建がすすめられます。私はライフワークとして放射線照射を受けた人の人工物再建に取り組んでいるので、他の病院で「自家組織でと言われた」という患者さんをたくさん診ています。

本当に放射線照射を行うと人工物による乳房再建はできないのでしょうか？　答えはイエスともノーとも言えます。私の患者さんでは23％の人が人工物再建を試みたもののうまくいかず、自家組織再建を併用したり、再建をあきらめたりしています。

照射後の皮膚変化

放射線照射はやけどです。畑に火を放って雑草が生えないようにするように、皮膚を焼いてがん細胞が芽生えないようにするのです。しかし焼け野原のままで耕さなければ何も育ちません。放射線照射をした皮膚に対する3つの「耕し方」を紹介します。

◆汗、皮脂が出なくなることへの対策

美容記事などで「うるおいのある肌」といいます。皮膚には汗腺、皮脂腺が存在し、皮膚をうるおします。放

射線照射をすると汗腺や皮脂腺が機能しなくなるので汗も皮脂も出なくなります。これには外部から脂分を補給することが唯一の対策で、スクワランなどの脂分の多い保湿クリームを塗ることで耕します。

◆弾性線維が硬くなった皮膚への対策

皮膚は弾性線維によって伸びることができます。放射線照射をすると弾性線維が硬くなって伸びにくくなり、無理に伸ばせば皮膚が裂けてしまいます。これをマッサージでやわらかくして耕します。

◆血行が悪くなった皮膚への対策

皮膚の血管が焼けると血の巡りが悪くなります。寒いときに手をすり合わせてあたためるように、照射部分をマッサージすることで血行をよくします。

この3つを総合すると、保湿クリームでマッサージするのがいちばんの対策です。放射線照射を受けたら二度と以前の状態には戻らないので、このマッサージも一生続けなければなりません。でもうるおいが出て皮膚がつまめるようになったら、人工物再建への扉が開くと考

✳ 放射線照射を受けた例 ✳

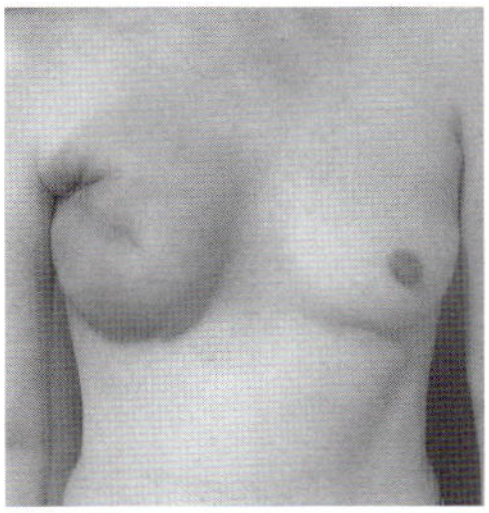

エキスパンダーで皮膚伸展後、インプラントに入れ換えてから放射線照射を受けた例。

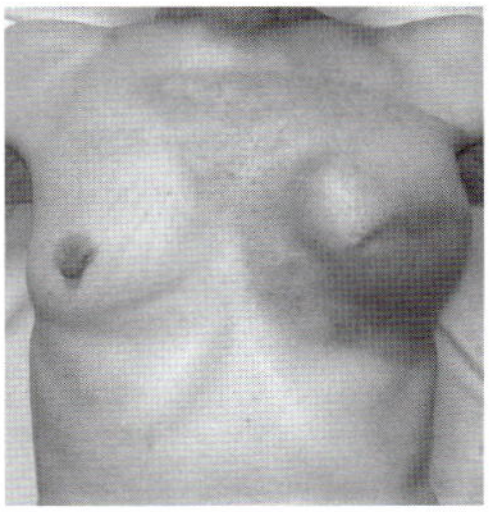

イミーディエット（同時再建）でエキスパンダーを挿入し、皮膚伸展と同時に放射線照射を受けた例。

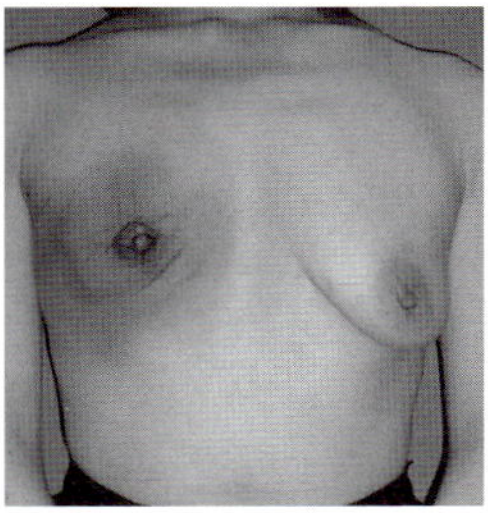

再建前に放射線照射をした例。

えてください。

放射線照射を受けた人の再建中の注意

乳房再建では、エキスパンダーを使って徐々に伸展させるか、いきなりインプラントを入れられるかも状態によって違います。エキスパンダーで伸展中も再建後もマッサージは永続的に続けてください。

エキスパンダーを入れた場合、注入していくうちに皮膚が青白くなったり、逆に真っ赤になったりします。白くなるのはなんとなく想像できたとしても、赤くなるのはわかりにくく、ともすれば感染と間違えやすいのですが、実はこれは照射した皮膚が伸ばされて負担がかかることにより、血の巡りを回復しようとする結果なのです。専門用語で血行動態の変化といいます。

皮膚に栄養を運ぶ毛細血管が伸展に追いついていかれないと、皮膚は血行不良になってやがて壊死します。皮膚の色の変化はそのサインとも言えます。白くなったり赤くなったりしたら、エキスパンダーの水を少し抜いてみます。そうすることで血管への負担が軽くなり、意外と早く元の肌色に戻ります。戻ったらまた少しずつ入れればいいのです。そうやって、抜いたり入れたりを繰り返しながら段々と皮膚が伸ばされた状態に対応した血行動態を作っていくのです。

このことから照射している人は、通常より再建に時間がかかることも承知しておいてください。常に皮膚の血行動態をチェックし、無理なく皮膚を伸ばしていく必要があるからです。もちろんその間には1日2回、保湿クリームを使ってのマッサージもきちんと行うことがよい結果を生みます。

それでも反対側の胸の大きさが非常に大きい場合や、垂れている場合はそこまで皮膚が伸びないことがあります。1年かけても皮膚が反対側まで伸びきらないなら、反対側を縮小するか、挙上することを視野に入れるべきだと思います。そしてそれはある程度予想できるものですので、最初から縮小、挙上をすすめられたら、それは真剣に考えてください。

[redacted]

放射線照射をした人のケア方法

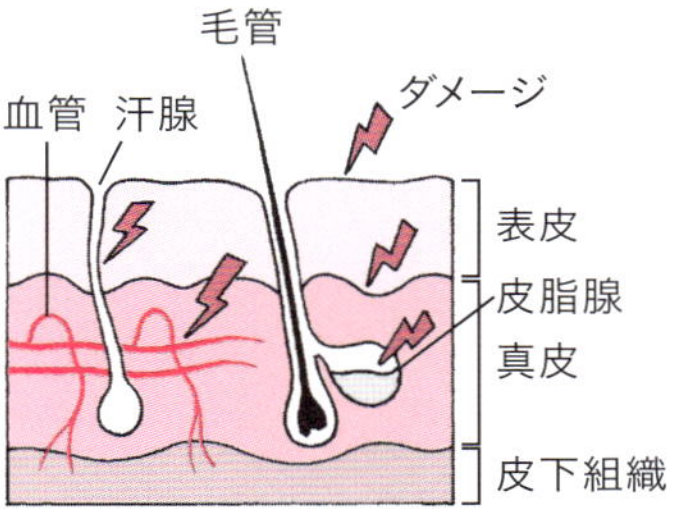

● 表皮だけでなく皮脂腺や汗腺、血管にも悪影響

放射線照射をすると、皮脂腺や汗腺がダメージを受けます。一度受けたダメージは回復しないので、一生手入れが必要になります。

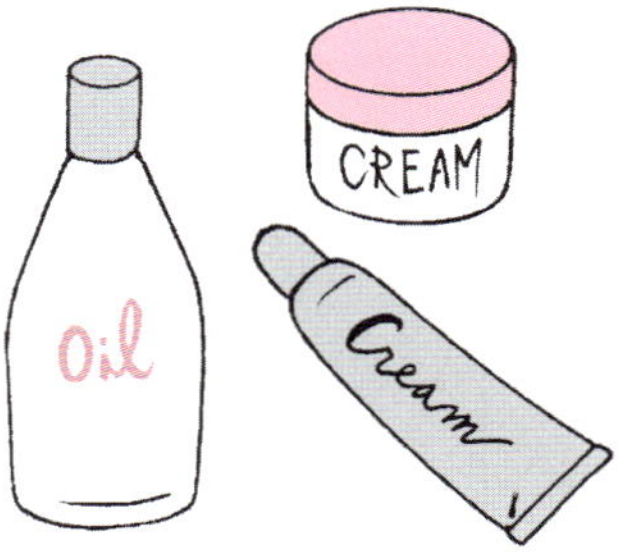

● 重要なのは保湿 脂分の多いクリームで保護を

皮脂腺、汗腺がダメージを受けたために、皮脂や汗が出にくくなっています。ですからマッサージクリームの第一条件は脂分が多いことです。スクワランが配合されているクリームがベストです。「ヒルドイドソフト」はこれが含まれています。手元にないときはオイル類でも代用できます。

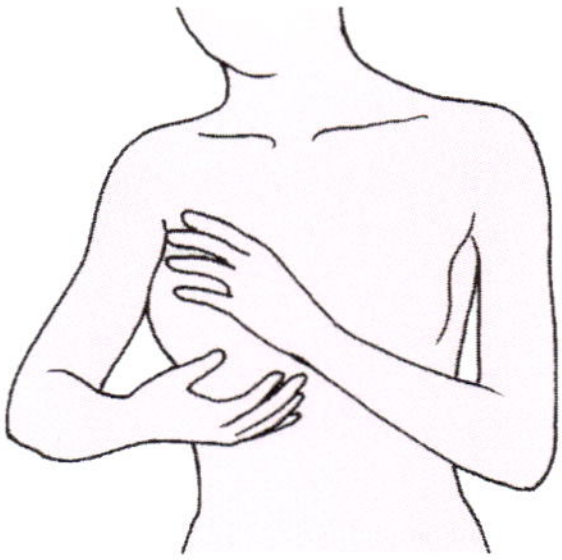

● やわらかくなるようにマッサージも欠かせない

弾性線維が焼け、皮膚が硬く伸びにくくなっているので、やわらかくすることをめざして皮膚を揺らしたり、つまむようにマッサージすることが大切です。また、血管も焼けて血行が悪くなっているので、寒いときに手をこすり合わせるとあたたかくなるように、さするようにして皮膚の血行をよくするマッサージも有効です。

個人差という名の壁

私たちはよく「個人差があります」と話します。『あの人と同じようにやってください』とか、『○○さんはこうなのに、なんで私は？』とおっしゃる方によく使う言葉です。

Sさんは左側が10年前、右側も6年前に乳がんになり、どちらも温存手術をして放射線照射を受けました。そして6年後に右だけ再発しました。最初にいらしたときに、温存手術のでき上がりのきれいさに驚きました。両側放射線照射をしたあと、特にケアをしていないにもかかわらず皮膚がやわらかいことにも驚かされました。全摘するのがもったいないですが、再発したのでは仕方ありません。Sさんはイミーディエット（同時再建）が希望でした。しかし、乳腺外科の主治医はあまりよい顔をしなかったそうです。確かにこれまでその先生とはずいぶん一緒に仕事をし、実際に放射線照射した患者さんで途中で穴があいて再建を断念されたり、被膜拘縮になった方が何人もいます。それをお話ししてもSさんの決意は変わりませんでした。

照射後の皮膚のケアの大切さを話し、予定通り全摘手術と同時にエキスパンダーを挿入、術後抗がん剤治療も行いました。途中、浸出液がたまってうっすら赤くなって来院されたこともありましたが、順調に生理食塩水の注入も進み、入れ換え手術をし、乳輪と乳頭を作って完成しました。

久しぶりにみえたSさんはにこやかに笑いながら「全然、保湿もマッサージもしてません」と

column

おっしゃいます。でも再建乳房はとてもやわらかく被膜拘縮も全く起こっていません。

Tさんは同じ先生が同じように温存手術をした患者さんです。がんの位置も大きさも違うので比べられませんが、同じように放射線照射を受け、しかし数年後に再発し、全摘して同時にエキスパンダーを入れました。術後、私のところにいらしたTさんの皮膚は赤黒くテカテカしていました。その後、同様に抗がん剤治療を受け、その間も一生懸命1日2回の保湿マッサージをしていましたが、テカテカした感じは治りません。いつも何だか炎症が起きているような印象で、インプラントに入れ換えれば少しはよくなるかと期待していたのですが、状況は全く変わらず、数カ月のうち被膜拘縮になってしまいました。痛みと圧迫感に堪えながらひたすら1日2回の保湿マッサージを繰り返しています。

この2人の違いは「個人差」という以外、言葉が見つかりません。放射線に対する感受性の違いで皮膚の受ける影響が違うという研究もあるそうです。傷の治り方にも個人差があります。同じ糸で、同じ医師が縫っても、半年で目立たなくなる人もいれば、4、5年たってもまだ目立つ人もいます。中には盛り上がってくる人もいます。よく「ケロイド体質で」という人がいますが、本当にケロイド体質の人はそれほどいません。抜糸後のケアでも随分結果は違ってきます。それでも個人差はあります。胸が極端に小さかったり垂れていたり、それも個人差です。人と比べるのではなく、その人に合った方法で治療をすることが私たちの使命だと思っています。

他院で受けた自家組織再建の修正

最近は乳がん手術が縮小化され、大胸筋はもちろん皮膚もできるだけ切除しない方向に進んでいるので、もはや自家組織でなければ再建できないという症例はほとんどありません。

自家組織再建は人工物と違い、乳がん手術の傷以外にも傷ができ、入院も長くて体への負担が大きく、仕事や生活への影響も少なくありません。それでも自家組織を選択するのは、「どうしても人工物に抵抗がある」、「血の通ったあたたかい胸を再建したい」という強いこだわりがある人でしょう。

どんな方法でも合併症やエラーがゼロではありませんが、自家組織再建は、うまくいかなかった場合、人工物のように取り出せば元に戻るというわけにはいきません。腹部や背部に組織が戻せるわけではないし、傷が消えることもありません。ですから、人工物再建以上の覚悟と、医師との信頼関係が必要です。

また移植自体は成功しても、対称的な乳房が作れるかはまた別問題。もし、「大学病院ですすめられたから」程度の理由で自家組織再建を選択してしまうと、うまくいかなかったときの後悔は非常に大きくなります。

私のところに修正を希望して来院する人でも、自家組織再建への強いこだわりがあったわけではなく、すすめられるままにというケースは多いです。修正を終えたあと『最初から人工物でできなかったのかしら?』という人もいます。事情は想像の域を出ませんから無責任なことは言えませんが、『この自家組織再建は必要だったかな?』と感じることも少なくありません。

自分の希望をよく見極めて再建法を決め、もし結果的に納得がいかなければ、時間をむだにせず専門医に相談することが大切だと思います。

腹直筋皮弁で再建したWさんの修正

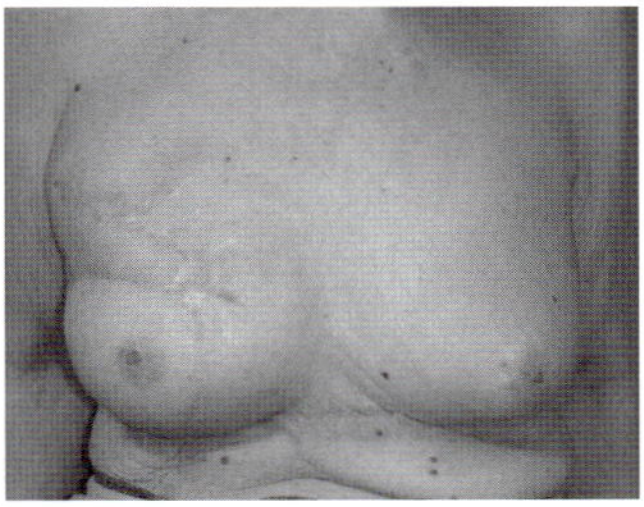

縦に入っていた腹直筋皮弁を横向きに移動させて腋窩のへこみを埋め、ふくらみはインプラントで補填し、乳輪はタトゥー、乳頭は健側からの移植で。腹部のヘルニアはメッシュで修復した。現在術後10年でも活動的に生活。

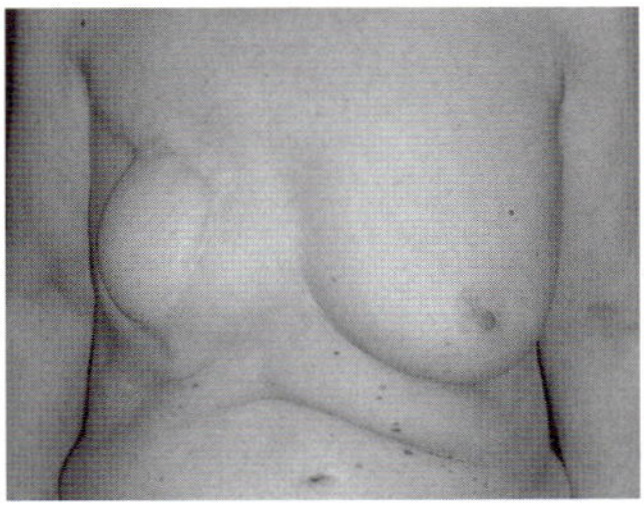

初診時70歳で、30年前に全摘+腋窩リンパ節郭清を受け、17年前に別の病院の形成外科で腹直筋皮弁で再建したが、左右対称ではなく、しかも採取部である腹部にヘルニアが起きて痛みで来院。

腹直筋皮弁で再建したSさんの修正

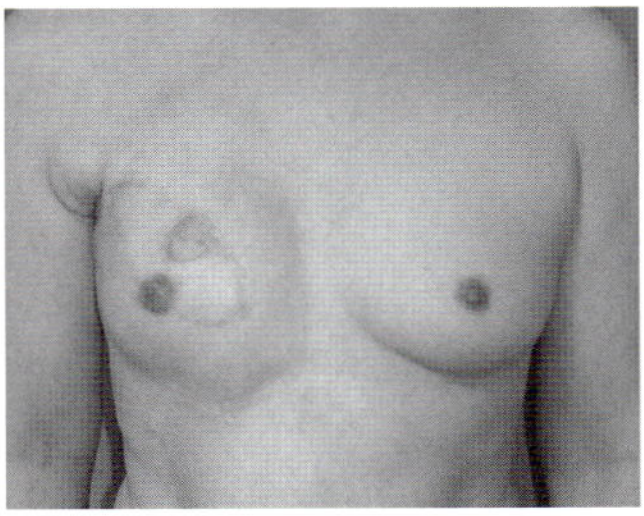

ボリュームのない下方にエキスパンダーを入れて皮膚を伸展し、8カ月後にインプラントに入れ換える際に、腹直筋皮弁の一部を利用してインプラントでは補えない腋窩から鎖骨下を補正。乳輪乳頭は新しくできたふくらみに合わせ、改めて移植。とてもきれいになり本人も満足とのこと。

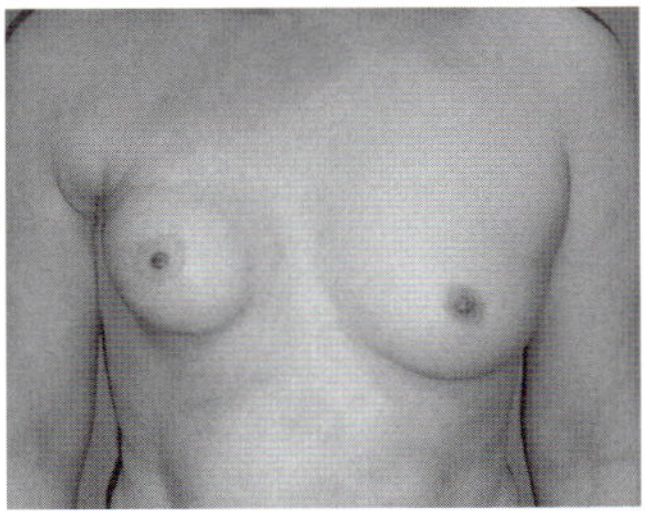

初診時61歳で、3年前に大学病院で全摘し、腋窩リンパ節も郭清し、イミーディエットで腹直筋皮弁で再建した。大きさが違うといってもそのまま乳輪乳頭まで作って終わりとなり、あまりにも非対称なので、私のクリニックを受診。

他院で受けた人工物再建の修正

エキスパンダーの重要性

人工物再建は、最終的にインプラントがきれいに入れば問題ない。だからインプラント選びだけが大事だと思われがちです。確かにそれも大事なのですが、インプラント選びは健側の幅、高さ、厚み、乳輪乳頭の位置を測定すれば自ずと選択できるので、慣れればそれほどむずかしくはありません。しかし、そのインプラントを入れるためには、エキスパンダーが正しい位置に挿入され、十分な伸展が得られて理想とする袋（エンベロープと呼ばれます）が確保されていなければならず、これがむずかしいのです。つまりエキスパンダーがいかに大切かということです。これが意外と形成外科医にも乳腺外科医にも知られていないことが問題です。

たとえばエキスパンダーがすごく上に入ってしまっている、健側にボリュームがあるのに、「後で落ちてくる」とか「入れ換えのときに下に入れるから大丈夫」と言われてしまうことがあります。乳房の形態でいちばん厚みがある部分が乳輪乳頭から下、専門用語で lower pole と呼ばれる部分です。ここのふくらみがうまく出るかどうかで、でき上がりの美しさは全く違ってきてしまいます。きちんと伸びている袋に、ちょうどよいインプラントが入ったときは本当に自然できれいなのですが、伸びていない袋を無理矢理はがしてインプラントを突っ込んでも、結局きちんと収まらず、伸びている上部へはみ出してしまいます。そして一気に皮膚が縮んでくると、被膜拘縮が起きてしまうのです。

もし自分のエキスパンダーの位置が上すぎるんじゃないか（特にイミーディエットで起こりやすい）と思ったら、時間をむだにせずにエキスパンダーを入れ直したほうがいいと思います。

エキスパンダーの時点で修正したRさんの例

他院で入れたエキスパンダー。どうも上ばかりふくらんでいるので大丈夫かなと思い、形成外科医に相談しても「大丈夫」と言われ、乳腺外科医にもインプラント入れ換え時に直せるのでは?とあいまいな返事が。この時点で私のクリニックに。

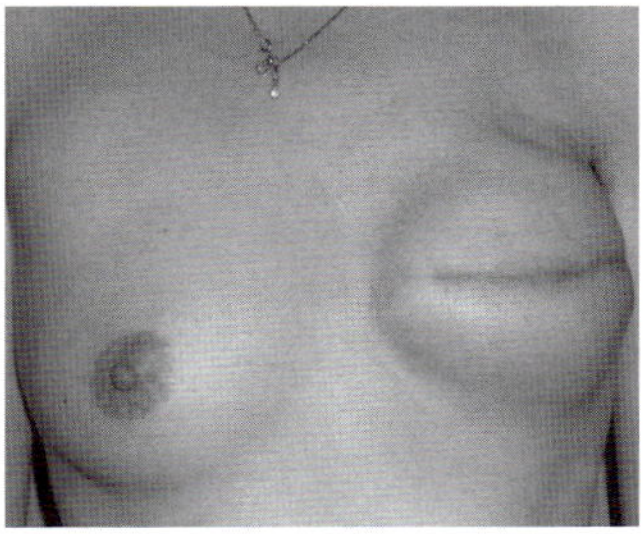

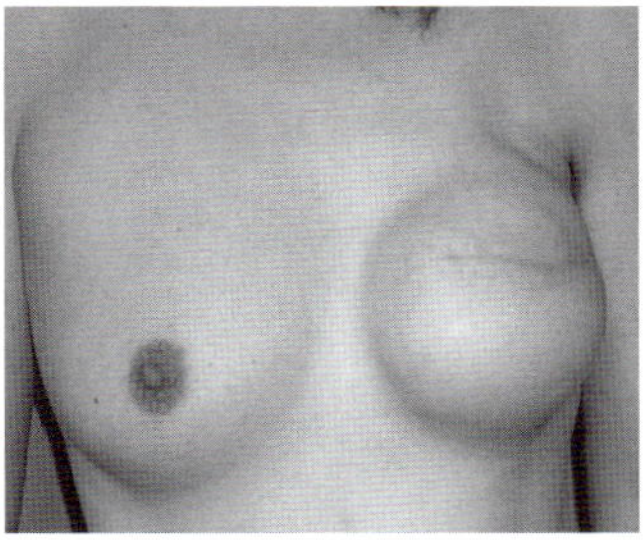

エキスパンダーを正しい位置に入れ直し、必要な部分の皮膚がしっかり伸展するようにやり直し。

十分に皮膚が伸展してから、インプラントに入れ換えられたので左右バランスのいい仕上がりに。

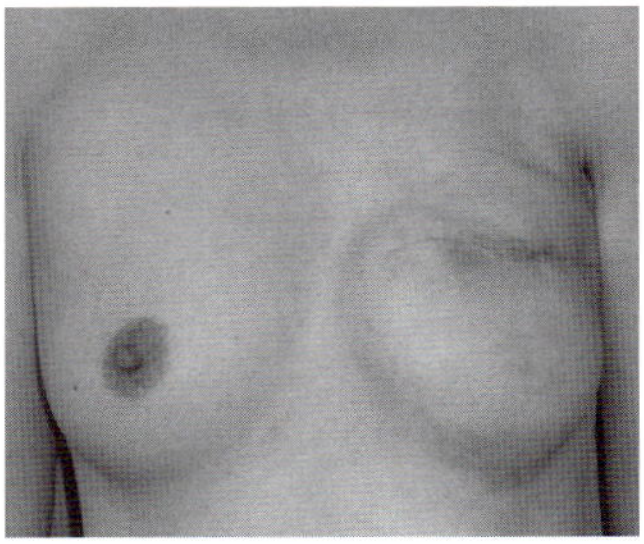

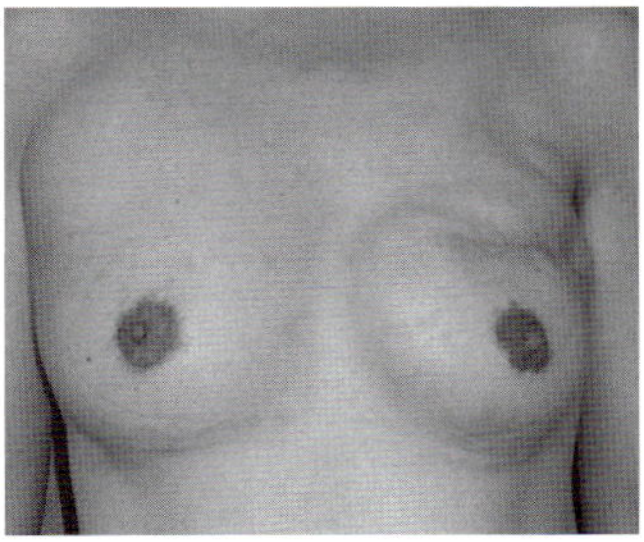

乳輪乳頭も作って再建完了。早い時期に修正をしたので時間もむだにならなかった。

実例● Kさんの場合

Kさんは総合病院で人工物再建を受けました。しかし、実際にでき上がった乳房はまるで反対側と違っていて、ふくらみとはほど遠いと思ったそうです。それを形成外科医に言うと「うちは保険診療しかできないから仕方ない。ちゃんと150gのインプラントを入れたのに、文句があるならほかへ行ってくれ」と言われました。そんな話は聞いていなかったとKさんは憤慨していました。

もともと2013年まで、保険のきくインプラントというものは存在しませんでした。ですから保険診療しかできないから左右対称にならないというのは無責任としか言えません。

「で、どんなインプラントが入っているんですか?」と聞くと「知りません」とおっしゃいます。保険であろうとなかろうと、自分の胸に入っているものがどんなものなのかを知っておくことは大切だと私は思います。

結局Kさんはエキスパンダーでの伸展からやり直してインプラントも適切なタイプを入れ直しました。手術で小さくなってしまった乳輪乳頭も再建し、とてもきれいになりました。

インプラントの選択は幅と高さと厚みで決まります。その結果として重量が決まってきます。Kさんの場合は反対側の乳房の幅が13cmあり、高さは7.5cm、さらに厚みは4cm以上ありました。この3つの要素でインプラントの形と大きさが決まるのですが、結果として重さ290gで中くらいの高さ、厚みの突出したタイプに決まりました。

映画ですら3Dの時代ですし、胸を重みだけで分類することなどできません。インプラント選びは立体としてとらえて、幅、高さ、厚みで選択するのは当然のことです。

現在保険適用になっているインプラントは、大きさ、形、硬さで分けると200種類以上もあります。ご本人が望んでいること、ライフスタイルなどを伺いながら、できるだけ適したものを選ぶことが満足のいく仕上がりにつながると思っています。

✳ インプラント入れ換え後に修正したMさんの例 ✳

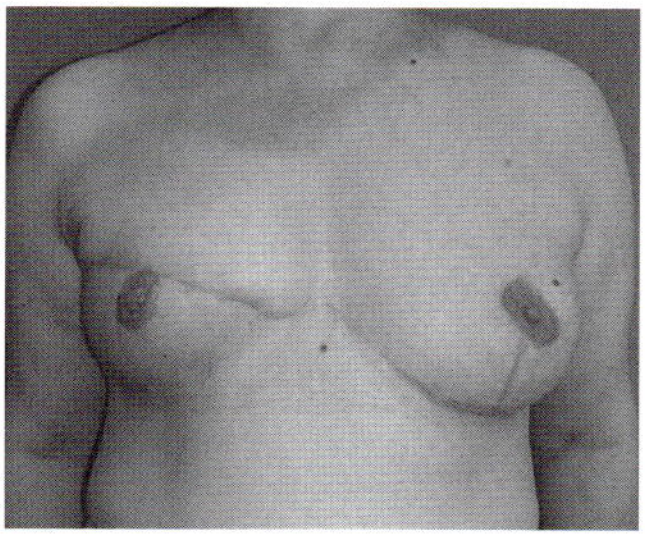

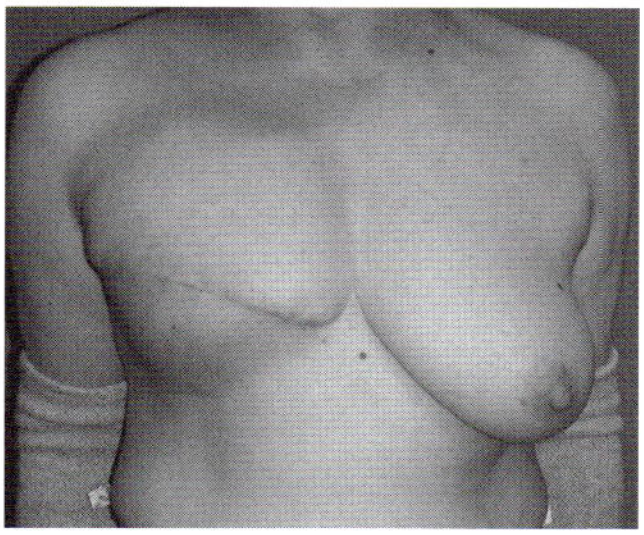

エキスパンダーからやり直して下方を伸ばし、適したインプラントに入れ換え、健側からの移植で乳輪乳頭を作成して完成。

他院で再建。エキスパンダーを入れたときから左右の高さが違うと感じていたが、インプラントに入れ換えても左右非対称（初診時）。

✳ 完成後に修正したKさんの例 ✳

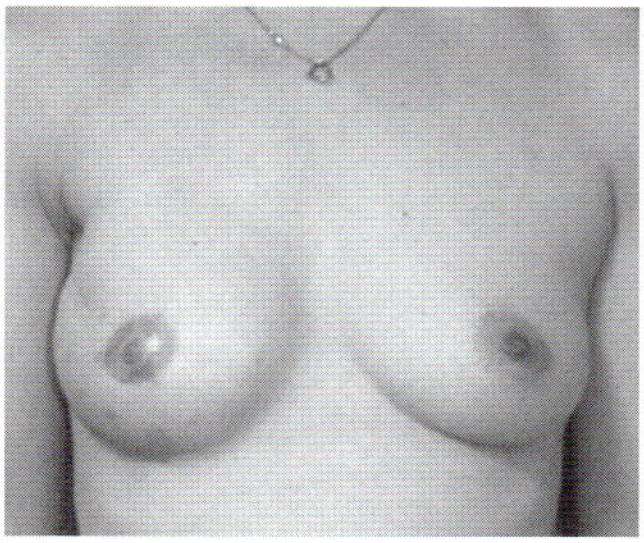

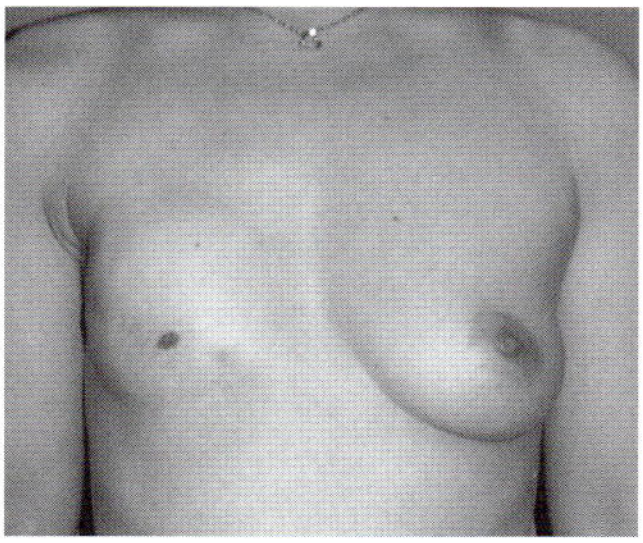

皮膚の伸展も不足していたので、エキスパンダーでの伸展からやり直し、適したインプラントに入れ換え、手術で小さくなってしまった乳輪乳頭も作成、満足のいく仕上がりに。

総合病院で人工物再建を受けた例。インプラントに入れ換えて完成と言われ、左右の形があまりにも違うので形成外科医に言うと、ちゃんと150gのインプラントが入っているとのこと。でも納得がいかず、修正を希望。

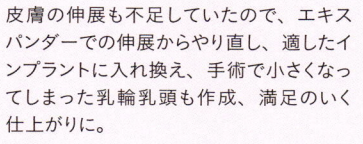

ある患者さんの話

1人の患者さん、仮に夏実さんとしましょう。バリバリ働いていらっしゃる人で、理解あるご主人がいて、犬も飼っています。日頃から健康にも留意し、会社で義務づけられている健康診断もきちんと受けていました。その夏実さんに乳がんが見つかりました。

形成外科医である私のところにいらしたとき、彼女はすでに乳腺外科医の診察、検査も終わらせ、全摘+再建をする覚悟ができていました。それでもおっしゃいました。「毎年検診を受けていて、去年の検診では何でもないって言われていたのに、なぜ乳がんになってしまったのかどうしても理解できない。前の検診がいい加減だったんでしょうか？」

お気持ちはわかりますが、そうではないのです。検診は予防ではなく早期発見が目的なのです。私も毎年きちんと検診を受けていて「小さい石灰化や嚢胞はありますが、異常は認められませんね」と言われるたびに、「今年もクリアー！」と安心します。けれどいつか「先生、ちょっと怪しいところがあるので針刺してみますね」と言われる日がくるかもしれません。夏実さんも検診を受けていたからこそ早く見つかったと思うべきでしょう。

話が少しそれましたが、夏実さんは再建についての説明もきちんと理解され、前向きに手術を受けることになりました。術後経過は順調で、仕事にも復帰され、会社の人は乳がんの手術をし

column

たことにも気づかないほどにこれまで以上にバリバリ仕事をしていらっしゃいました。しかし、病理組織検査で腋窩のリンパ節に5個転移がみとめられ、ホルモン剤の効かない乳がんだったため、抗がん剤、ハーセプチン（分子標的薬）の治療を行い、さらにシリコンインプラントに入れ換えてから放射線照射が必要だということになりました。

抗がん剤で脱毛してもウイッグをかぶって仕事を続けましたが、副作用で皮膚にも赤みや黒ずみができました。幸いにも感染はありませんでした。そして入れ換え手術の日を迎え、特に問題もなく無事に終わったのですが、もともとやせている上に、リンパ節転移があったこともあり、取り残しのないように脂肪がすっかり取られた夏実さんの胸の皮膚は本当に薄く、私は少し不安を感じながらインプラントに入れ換えました。その後、すぐに放射線治療が始まり、夏実さんは辛抱強くすべての治療をこなしました。放射線照射を行ってから、照射後のやけど治療である保湿マッサージも、彼女曰く「それなりに毎日やっている」ということでした。

しかし照射後1年して被膜拘縮、それでもしばらくは保湿マッサージを行っていたのですが、硬くなった被膜はインプラントを押しつぶして変形させ、とうとうインプラントに角ができ、皮膚が破れそうになるという事態になりました。それでも乳房を失うのは嫌だったので、広背筋皮弁移植をすることにしました。次々と起こる合併症に夏実さんは次第に自暴自棄気味になります。なぜ自分にばかりこんなことが起こるのか、こういうことになるとは全然聞いていなかったと私に

column

詰め寄ってきました。私だけでなく、クリニックの受付やナースにもしばしば暴言を吐くようになりました。夏実さんがいらっしゃると、クリニック全体が重苦しい緊張感に包まれました。確かに無理もありません。

これがイミーディエット（同時再建）の怖さ、むずかしさとも言えます。乳がんで手術をすることだけが決まっても、その後の治療方針は決まっていないことが多いからです。夏実さんにも術前に話していなかったことはいくつかあります。しかし、乳がんになっただけでも動揺している人に、やるかどうかわからない治療（夏実さんの場合は、抗がん剤や放射線）で起こるかどうかわからない合併症の話をするべきなのか未だに私には迷いがあります。なぜなら一つ一つの事象が起こる確率は数パーセントに満たないのです。

この夏実さんのような経験を踏まえて、今、私は基本的にはまずはイミーディエットで入れるエキスパンダーの話、それにまつわる注意点を話し、術後治療方針が決まったら、その都度時間をとって、その治療法と起こり得る合併症について説明するようにしています。また、診察内の短い時間ではありますが、なるべく患者さんのキャラクターをつかみ、さらにナースがカウンセリングすることで、より患者さんの人間性に触れ、最初からすべて話したほうがいい人、まだ乳がんであることを受け入れるのが精一杯な人、本人以上に熱心な家族がいる人など、その人の特徴を見極め、それに応じた対応を心がけるようになりました。

第二章

乳房再建を取り巻くこと

乳がんで失った乳房を再び取り戻す乳房再建。近年、一気に注目を集め、2013年の人工物による乳房再建への保険適用を皮切りに、状況も一変しました。一章では乳がんと乳房再建の医学的な知識を紹介しましたが、二章では、乳房再建と生活、お金、時間、家族といった切っても切れないさまざまなことについて、具体的に解説します。「保険適用」ということが一人歩きし、人工物による乳房再建をお金ばかりで語られることもあるのですが、その実お金のこともきちんとした情報が少ない状態です。また、お金のことだけでなく、体の負担、時間の負担が少ないといったメリットも知ってほしいと思います。

乳房再建と保険のこと、医療費や税金などのお金を取り巻くこと、そして、医者選び、家族のこと、再建体験者の実例など、知っておきたいたくさんのことを盛り込みました。今、乳がんの治療を始める人から、改めて再建を検討している人まで、たくさんの人が胸を取り戻すための参考になることを願っています。

再建と生活　ママのおっぱい生えてきた！

数年前までわが国は閉経後乳がんが増加していましたが、最近ではまた二十代、三十代の若年性乳がんが増加傾向にあるようです。私の患者さんでもこれから結婚、出産を控えた人が少なくありません。そういう方にはほかに傷をつける自家組織よりも、人工物による再建が適しています。

Oさんは内科医で、同級生だったご主人も産婦人科医というとても素敵なご夫婦。妊娠中に左胸が乳がんになってすぐに同時再建を検討されましたが、結局、帝王切開で出産され、その後乳がん手術、抗がん剤治療をすませて、ディレイドでの人工物再建を希望されました。

Oさんはいつもそのとき生まれたお嬢ちゃんを抱っこしてエキスパンダーの生食注入にいらっしゃいました。術後すぐに抗がん剤治療が必要だったため、ほとんど母乳をあげられなかったせいか、お嬢ちゃんはママの右側のおっぱいが大好きだと膝の上に抱かれたまま触っていました。「もうすぐ、こっちも生えてくるんだよね」といつもお嬢ちゃんは生食注入により少しずつふくらんでくる左胸を不思議そうに見ています。通っているうちにだいぶ言葉も覚え、どんどんおしゃまになってきます。8カ月が過ぎ、いよいよ入れ換え手術が行われ、エキスパンダーでパンパンに張っていたおっぱいはやわらかく小さくなりました。さすがに入れ換え手術のときは、待合室でパパと絵本を読みながらおとなしく待っていてくれました。

column

「ママのおっぱい、小さくなったでしょ?」と言うとお嬢ちゃんは「うん、痩せちゃった?でもやわらかくてこっちも大好き」と今度は再建側をなでています。「あとはお顔が生えてくるのを待つだけ」。乳輪乳頭のことでした。タトゥーで乳輪を、健側からの移植で乳頭を作成し、どちらが乳がんだったかわからないくらいにきれいにでき上がりました。そして内科医として復帰し、まもなく2人目を妊娠。「お姉ちゃんになるんだよ」とお嬢ちゃんはうれしそうです。「弟はママのおっぱいが生えてくるところは見られないの。かわいそうね」と、自分は再建の一部始終を見てきたことが少し自慢げです。その後、男の子が生まれ、移植に使った右側の乳頭から授乳も可能でした。「おっぱいが出て、当たり前だけど、よかったです」と少し涙ぐみながらOさんはおっしゃいました。「下の子におっぱいをあげている間も上の子は再建したほうをずっと触っていて、こちらは自分のものだと思っているみたいで。下の子が大きくなったら最初からあったと思うかもしれない」とおっしゃっていました。

Oさんもお姉ちゃんになったお嬢ちゃんもとてもうれしそうでした。乳がんになっても早く見つかれば再建でき、妊娠も出産も、授乳もできることが知られれば、若年性乳がんの方も勇気づけられるはずとOさんは積極的に患者会で発言したり、ほかの人に見せてくださったりもしています。もちろんその時は少し自慢げなお嬢ちゃんも一緒に……

乳房再建は形の再生ですが、家族や生活の再建でもあると教えてくれた二人でした。

乳房再建とお金、保険、時間

乳房再建をするのは、乳がんの治療と同時、または治療に時間やお金を費やしたあとのどちらかです。失った胸を取り戻したいと思っても、いったいいくらかかかるのか？　気になることの一つのはずです。

自家組織も人工物も保険適用

2013年7月までは、自家組織による乳房再建にのみ健康保険が適用で、人工物、いわゆるインプラントによる再建はすべて自費でした。乳房再建を考えたときに、「自家組織は体に対する負担が大きいからむずかしい」「でもインプラントは自費だから、乳がん治療にお金がかかった今、とてもじゃないけれど再建にまではお金を使えない」という人が少なくなかったことも事実です。

人工物による乳房再建にも健康保険を適用してほしいという運動を長年かけて乳がん患者さんたちが続け、その運動に賛同する多くの人たちの活動で実現しました。乳がんの治療だけでなく、乳房再建にも術式に関係なく保険がきくようになり、だれもが乳房再建に手が届くようになった今、無理のない範囲で、新しい胸を手に入れることを検討してください。

実例●　Uさんの場合

Uさんが乳がんになったとき、主治医は同時再建をすすめてくれましたが、自分は胸が小さいし、温泉も好きじゃないしと、再建する必要性を感じなかったそうです。しかし手術後、お風呂に入るたびに何となく情けない気持ちになるし、洋服を試着してもお店の人に「いかがですか?」と聞かれるたびにドキッとして、どうしてこんなに卑屈な気持ちになるのかと思うようになりました。

さらに手術後2年くらいから、圧迫感というかひきつ

乳房再建手術と健康保険

	エキスパンダー挿入	乳房再建	乳輪再建（タトゥー）	乳輪再建（移植）	乳頭再建（移植）
自家組織再建	保険適用 ○	保険適用 ○	保険適用外 ×	保険適用 ○	保険適用 ○
人工物再建（2014年以降）	保険適用 ○	保険適用 ○	保険適用外 ×	保険適用 ○	保険適用 ○

※タトゥーによって乳輪の再建をすることが多いのですが、タトゥーは医療行為ではないので2015年の時点では、保険適用の対象外です。

れたような感じがし、冬はしんしんと冷える感じです。それで再建を考えるようになりました。乳がん手術をした大学病院の形成外科では自分のように胸の小さい人に人工物は向かないと言われ、人工物再建は高いと聞いていたので、広背筋皮弁で再建することにしました。

入院は1週間くらいと言われ、余裕をみて会社は2週間休むことにしました。しかし実際には、手術の時間が思った以上にかかり、術後に出血したり、ドレーンがなかなか抜けなくて退院許可が出ず、結局12日間入院することになりました。

退院してすぐ会社に行かなければならず、痛みもあってついタクシーに乗ったり、だるくてデパ地下でお惣菜を買ったりし、こんなことなら人工物でやったのと変わらないというくらいたくさんのお金がかかりました。

Uさんはその後、乳輪乳頭作成のために私のところにいらして、乳輪をタトゥー（自費）で、乳頭は健側から移植（保険）して作りました。この話はタトゥーをしているときに語ってくれたお話です。

保険適用によって費用が逆転

これまでは確かに乳房再建にかかる費用は、自家組織は保険がきくから安くて、人工物は自費だから高いというのが事実でした。今でもそう思っている人も少なくないようですが、しかし現実には2013年に人工物による乳房再建に保険が適用されるようになって以来、完全に逆転しているのが現実です。

最初はラウンドタイプといわれる丸いインプラントしか適用にならず、日本人の幅の広い乳房の場合、左右対称にならないというデメリットがありましたが、2014年にアナトミカルタイプ（しずく型）のインプラントも保険適用になり、状況は一変しました。

乳房再建にかかる費用と時間の実際

保険というのは、術前検査、手術、手術中の麻酔、術後に使用する薬剤、そして入院費、術後の経過観察などに適用されます。乳房再建の場合、完成後も半年から1年に1度の検診が必要で、この費用にも保険がききます。

自家組織再建は2カ所の手術を同時に行うようなものなので、術後の回復に時間がかかります。1週間から2週間の入院と、それに伴う点滴などの薬剤、差額のない部屋に入院できない場合、健康保険でカバーされない部屋代や食事代もかかり、入院期間が長くなればそれだけ負担も増えます。術後の出血や感染など不測の事態が起きたら、かかる諸費用は増す一方です。

これに対して人工物再建は体への負担が軽い手術で、私のクリニックでは日帰りで受けられるくらいですから、トータルで考えると、保険適用になった現在、自家組織よりはるかに安くなったといえます（手術の内容は自家組織再建よりむずかしいと思っていますが……）。

「お金がかかるから人工物をあきらめる」という時代は終わったということです。体にかかる負担が少なければ、仕事を休んだり、食事や家事のフォローにかかる費用も少なくてすむのでこれも大きなメリットです。

私のクリニックで人工物による再建をする場合の費用は次ページのフローチャートを参考にしてください。

人工物による乳房再建にかかる費用の目安
（ブレストサージャリークリニックの場合）

イミーディエットの場合

**乳がん手術
＋エキスパンダー挿入**

（乳がん手術をする病院に問い合わせてください）

ディレイドの場合

エキスパンダー挿入

保険（3割負担の場合）／
9万円前後

生理食塩水注入

保険（3割負担の場合）／
1回1000円以内

処置や処方の必要がある場合はその都度保険で対応。

シリコンインプラントへの入れ換え

保険（3割負担の場合）／
15～20万円

処置や処方の必要がある場合はその都度保険で対応。

乳輪乳頭作成

- 乳輪のタトゥー
自費／**20万円＋消費税**
※タトゥーは医療行為ではないため自費
- 乳輪乳頭の移植
保険（3割負担の場合）／**6万円前後**
- 乳頭の移植
保険（3割負担の場合）／**3万円前後**

脂肪幹細胞の注入

50万円以上＋消費税
※ブレストサージャリークリニックで再建している場合

※ただし、これはあくまでも目安です。

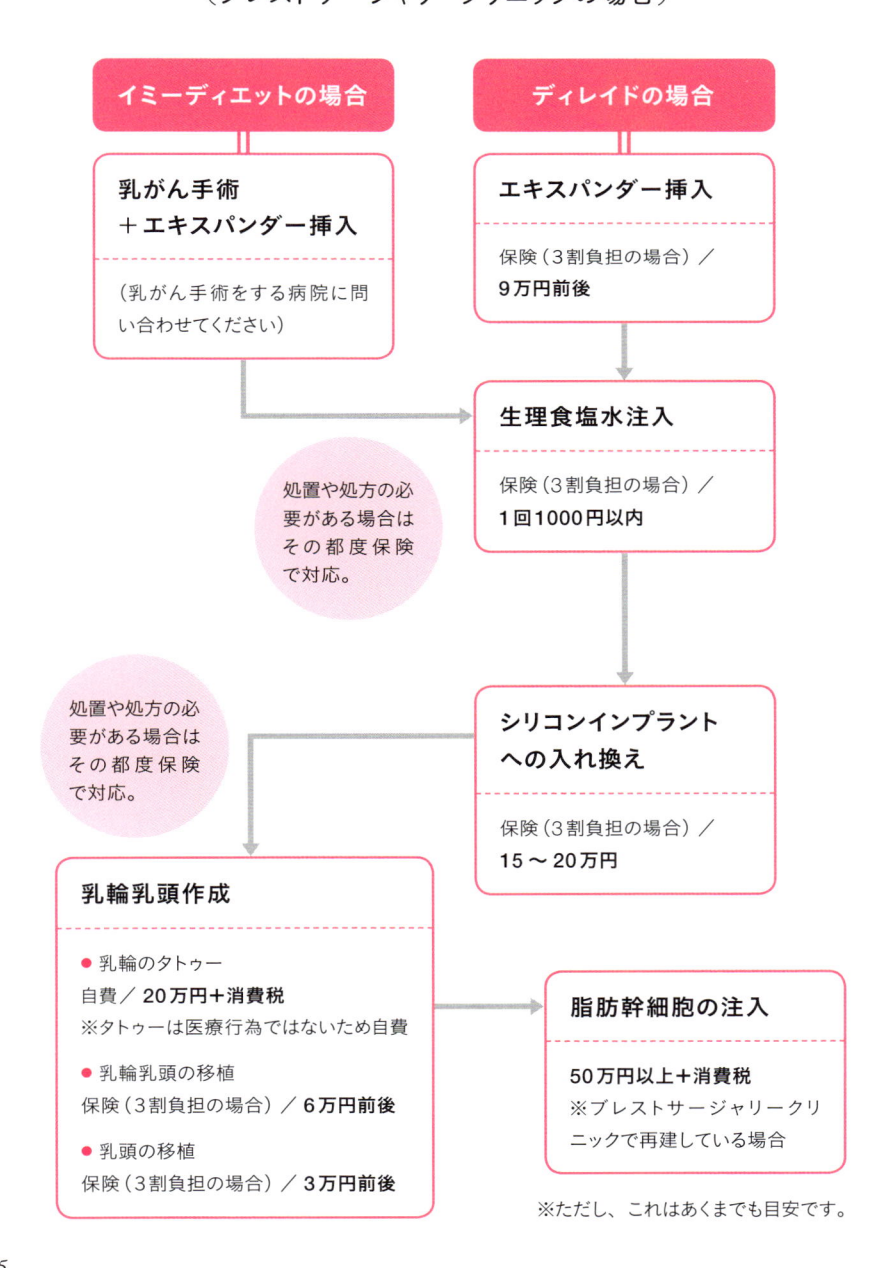

プラスαの再建の費用について考える

乳房再建に健康保険が適用され、基本の乳房再建はだれもが保険で受けられるようになりました。

しかし、乳がんの進行度や位置、性質などにより、手術の傷あとは人それぞれです。A、C領域にがんがあったため、鎖骨下のへこみが目立つ人、腋窩リンパ節を郭清しているためにわきの下のあたりが特にへこんでいる人も少なくありません。また、反対側の胸が大きい人、小さすぎる人、垂れている人は、人工物ではなかなか左右対称に作れないこともあります。

人工物による再建でも、基本のステップ以外は自費で行うことになります。乳房再建を一つのきっかけと考え、反対側の豊胸や挙上を行ったり、反対側の修正を行うことでより左右対称にするのはプラスαの部分だからです。脂肪注入などで、さらに自然なでき上がりをめざすのも同様です。再建した胸は一生つき合っていくもの。費用と満足感とのバランスを考え、決めることも大切です。

Mini 知識

乳房再建のオプション 豊胸、挙上、縮小、脂肪注入

乳房再建をする際に、「ごほうびに反対側も大きくしたい」「垂れぎみの乳房をつり上げてバランスをとりたい」「大きすぎる胸が気になっていたので、縮小してキリッとさせたい」という手術から、もともと胸が小さいので、保険のきくインプラントにぴったりのサイズが見つからず、保険適用外の小さなインプラントを使うなら、反対側を豊胸することにお金をかけても同じだという場合もあります。実際に、保険適用のインプラントへ入れ換える手術が3割負担として15～20万円、反対側の豊胸は自費で約50万円で計約70万円。小さな胸に合わせたインプラントを自費で使った場合も約70万円で，ほぼ同額です。

また、脂肪幹細胞の注入でリップリングや鎖骨下のへこみ、わきの下のへこみなどを修正するのは、私のクリニックで再建した人は約50万円。これを高いと考えるかは、その人の整容性の状態や価値観です。一生つき合っていくバストに対し、どうお金をかけていくのか、今だからこそ考えてみることが大切なのだと思います。

もちろん、多少左右非対称でも、全摘のままに比べたら全然いい、保険の範囲内でできることをするという考え方もあり、これは保険適用の大きな効用です。

がん保険や女性疾病特約を見直してみる

乳がんの手術をし、さらに乳房再建を検討するときに、お金のことは避けては通れません。生命保険に特定（三大）疾病保険特約がついていれば、悪性新生物と診断されると保険金が支払われます。がん保険に入っていればまとまった診断一時金が受け取れるのが一般的ですから、かなりの金額をまかなえることも少なくありません。保険に入っていても、こまかな契約内容まで把握していない場合も多いようです。生命保険の契約書を見直してみたり、わからなければ保険会社に連絡をしてたずねてみるといいと思います。

がん保険に入っていなくても、最近では乳房再建に健康保険が適用になったことから、乳房再建手術を治療のための手術として保険金が下りる場合もあるようです。ただし、保険には必ず支払条件があります。条件に該当しなければ保険金は受け取れません。保険だけに頼るのではなく、貯蓄と併せて備えておきましょう。

✳ 活用できる可能性のある医療保険 ✳

保険会社によって名称も内容もさまざまですが、生命保険、医療保険に加入していたら、乳がんの治療に関する項目を探してみましょう。下のような名称の保険は保険金が支払われる可能性が高いものです。契約内容によってはがんの診断のみで、決められた金額が支払われるものもあるので、乳がんの治療に対して支払われた保険金を乳房再建に活用することもできるわけです。

- がん保険
- 生命保険の医療特約
- 女性疾病特約
- 特定（三大）疾病保険
- 手術給付金
- その他

高額療養費と医療費控除のこと

高額療養費とは

健康保険の加入者が一定の金額（自己負担限度額）を超える医療費を支払った場合、申請することで、超えた部分を払い戻す仕組みが高額療養費です。

月初から月末までの1カ月にかかった金額が基準となります。保険適用の医療費のみが対象です。保険適用外の医療費や食事、療養費の自己負担額、差額ベッド代等の自費部分は対象となりません。

事前に負担額が高額医療費の限度額を超えることが予想される場合、「限度額適用認定証」を医療機関に提示すると、実際に支払うのは自己負担限度額までとなります。「高額療養費」「限度額適用認定証」の申請手続きについては加入している保険者に問い合わせましょう。

乳房再建も健康保険が適用されるため、保険適用の手術や処置については高額療養費の対象になります。自己負担限度額については左ページの表を参照してください。エキスパンダー挿入手術、インプラントへの入れ換え手術などで高額療養費が戻ってくる可能性があります。

医療費控除とは

医療費控除は、納税者がその年の1月1日から12月31日までの1年間で一定金額以上の医療費を支払った場合、所得税等が軽減されるという制度で、控除を受けるには所轄税務署に確定申告書を提出する必要があります。

医療費控除の対象となるのは、支払った医療費が10万円（総所得金額等が200万円未満の人は総所得金額等の5％）を超えた場合です。高額療養費として支給を受けた金額や、保険等の給付額は差し引かれます。医療費控除や確定申告については、国税庁のホームページを参照するか、税務署に問い合わせましょう。

高額療養費制度の自己負担限度額

高額療養費の自己負担限度額について、負担能力に応じた負担を求める観点から、平成27年1月診療分より、70 歳未満の所得区分が 3 区分から 5 区分に細分化されました。

70歳未満の人

収入の条件		自己負担限度額	多数回該当※3
健康保険※1	国民健康保険※2		
83万円以上	901万円超の世帯の人	252,600円＋(総医療費−842,000円)×1%	140,100円
53万～79万円	600万円超～901万円以下の世帯の人	167,400円＋(総医療費−558,000円)×1%	93,000円
28万～50万円	210万円超～600万円以下の世帯の人	80,100円＋(総医療費−267,000円)×1%	44,400円
26万円以下	210万円以下の世帯の人	57,600円	44,400円
住民税非課税	住民税非課税世帯の人	35,400円	24,600円

※1：標準報酬月額　※2：国保被保険者の基礎控除後の総所得金額等の合計額
※3：直近12カ月間に同一世帯で高額療養費の支給が3回以上あった場合の4回目以降

70歳以上の人

被保険者の所得区分	自己負担限度額	
	外来（個人ごと）	外来・入院（世帯）
❶現役並み所得者 標準報酬月額28万円以上等で高齢受給者証の負担割合が3割の方	44,400円	80,100円＋(医療費−267,000円)×1% 高額の負担がすでに年3カ月以上ある場合の4カ月目以降の自己負担額＝44,400円
❷一般所得者（❶および❸以外の方）	12,000円	44,400円
❸低所得者（1）※1	8,000円	24,600円
❸低所得者（2）※2		15,000円

※1：被保険者が市区町村民税の非課税者等である場合です。
※2：被保険者とその扶養家族全ての方の収入から必要経費・控除額を除いた後の所得がない場合です。
注：現役並み所得者に該当する場合は、市区町村民税が非課税等であっても現役並み所得者となります。

乳房再建認定施設について

乳房再建が健康保険適用になった際にはたくさんのことが検討されました。単に保険がきいて患者の金銭的な負担が減ることだけが目的ではなく、乳がん治療が、がんの治療から整容性の確保まですべて含むという考えに基づき、安全性の確保など全面的に制度が整えられたことも重要なことでした。

オンコプラスティックサージャリー学会

人工物が保険適用になる前に、乳がん治療の一環としてこれを捉えようという意味から日本オンコプラスティックサージャリー学会（JOPBS）という学会が設立されました。オンコプラスティックサージャリーという言葉は聞きなれないかもしれませんが、1978年にイギリスで提唱された「がんの根治性と整容性、両方を意識した手術」という意味の言葉です。つまり乳腺外科医と形成外科医が双方協力しあって❶適切ながん根治❷乳房切除後の再建❸温存時の充填❹患側、健側の修正の四つの技術を駆使し、乳がん患者さんのために最良の手術をしましょうという名目で行う医療のことです。JOPBSはその趣旨にのっとって、乳腺外科医と形成外科医が同数で学会を運営し、理事長や会長も交代でなって研鑽を高めています。

厚生労働省による取り決め

厚生労働省が乳房専用エキスパンダーやコヒーシブシリコンインプラントを薬事承認、保険適用するにあたって、これらを使用する責任の所在をはっきりさせる意味で、使用できる医師、施設を限定するための資格を設けるように指示し、その窓口にJOPBSを指定しました。

その結果、まず保険で乳房再建をするためには医師が

ＪＯＰＢＳの主催する講習会を3年に1度受講することを義務づけ（私はその講習会の講師をやっています）、その講義を受けた上で、その医師が在籍する施設が、日本形成外科学会認定の形成外科専門医が常勤であるか否か、日本乳がん学会認定の乳腺外科専門医が常勤でいるかどうかによって、イミーディエット（同時再建）、ディレイド（二次再建）ができる、できないを決めましょうというガイドラインが定められました（詳細はＪＯＰＢＳのホームページをご覧ください）。

今後の課題と知っておきたいこと

もちろんそのガイドラインがあることによって、乳がんも乳房再建も全く縁のない病院で見よう見まねで再建手術をするという危険性は排除できるのですが、逆に形成外科専門医も乳腺外科専門医も全国津々浦々に存在している訳ではないので、「私が乳がん手術を受けた病院では乳がん手術時にエキスパンダーは入れてもらえるけど、シリコンインプラントの入れ換えはできない」とか、「私は近所の病院の○○先生をとても信頼しているけれど、もともとその先生は大学から週に1日来ているだけなので、乳がん手術と同時にエキスパンダーは入れてはもらえない」などという不都合が生じていることも確かです。

特に地方の病院ではただでさえ医師不足であり、認定を受けられる病院が少ないようです。もちろんこのガイドラインは3年に一度見直されるので、今後変わっていく可能性もあるでしょう。乳がんと言われて再建を考えたら、どこの施設に行けばいいかを必ずきちんと調べることが大切でしょう。

同時に、健康保険で再建手術を受けた人は「少なくとも10年間は、1年に1度インプラントを挿入した形成外科医の診察を受けること、2年に1度、超音波またはＭＲＩで再建側のチェックすること」という決まりもガイドラインに明記されていますので、これを守っていくことが、安全性を確保する意味でも重要です。このフォローアップについてはＰ124にくわしく書いています。

後悔しない再建へ　医者選びの重要性

さて、再建をしようと決意したときに、どの先生を選んだらいいのでしょうか？　その一つのアドバイスとして、形成外科医についてお話ししましょう。

たとえば眼科の先生が目専門、耳鼻科の先生が耳、鼻というように、医師には専門の特定臓器があります。最近では内科でも胃腸を専門とした消化器内科とか、心臓や血圧を専門にした循環器内科とかに分かれてそれぞれの専門医の資格を持っているものです。そういった意味では形成外科というのは唯一、専門臓器を持たず、頭の先から足の先まで必要とする手術は何でもやる科かもしれません。

たとえばあごの骨折、顔や首のがんの再建、口唇や口の中の奇形（口唇裂、口蓋裂）、やけど、顔面神経麻痺、お腹のケロイド、足指の巻き爪、多合指症（生まれつき手や足の指が一本多かったり、水かきのようにくっついていたりする奇形）、血管腫、あざ、そして鼻を高くしたり、二重まぶたにする美容外科などなど。形成外科で扱う疾患は本当に多岐にわたります。

乳房再建はそんな中の一つに過ぎません。私は大学病院に勤務していたころにはこれらすべてを手がけていました。逆にすべてができないと、かつては日本形成外科学会認定の形成外科専門医になれなかったことも事実です。

column

しかし現実には自分の得意分野とか専門分野があって、自然とそれに特化するものです。ですからいくら形成外科専門医であっても、今まで一度も乳房再建をやったことのない病院の医師が保険適用になったからといって、急に乳房再建がじょうずにできるようになる訳ではありません。自家組織でも人工物でも同じことです。

講義を受けて申請すれば手術を行う資格が認定されるだけで、きれいにできるという保証ではないのです。このことを頭において、乳房再建の相談で最初に形成外科を訪れた際には、その先生の説明が終わった時点で、必ず「今まで何例くらいやっていますか？」とか、「今まで先生が手がけた再建の写真を見せてください」と聞いてみたほうがいいでしょう。

人間誰しもきれいにできれば見せたいものだし、きれいに仕上げてもらったら患者さんも見せていいですと言ってくれるものです。そう聞いて怒り出す医師なら、そこで手術を受けないほうがいいと私は思います。

エキスパンダーの選択でも、きちんと写真を撮ってテンプレートを合わせたり、測定したりするかどうかでも、その先生の乳房再建に対する経験がわかります。そういうことを総合した上で、自分が通いやすいか、待ち時間はどうか、ナースが協力的か、その他の条件など検討し、決定するといいと思います。まず、自分のゆずれること、ゆずれないことをきちんと伝えることが大切です。なんといってもあなた自身の問題であり、あなたの胸なのですから……。

Case 1

加藤昭子さん（仮名） 65歳

- 乳がん手術2001年9月
- 胸筋温存乳房切除術
　＋リンパ節郭清
- 乳房再建2009年　ディレイド

加藤さんは小学校で給食の調理員を何十年もやっていました。ご主人は会社員で2人のお子さんは独立して家庭をもっていました。59歳のときに乳がんになり、全摘手術を受けましたが、その時は命さえあればいいと思ったし、乳腺外科の先生も再建については話をしてくれなかったので、再建ができることも知りませんでした。

お風呂のたびに平らな胸を見ると悲しくなりましたし、夏はブラジャーに詰めているパッドでかぶれたり、パッドを入れなければ仕事中、ブラジャーがずり上がってしまったりの不便もありましたが、仕方ないと思っていました。

そうこうしているうちにご主人が定年を迎え、家族で温泉に行こうという話になり、息子さん、娘さん一家と温泉に行きました。その時、みんなは大浴場に行きましたが、加藤さんはどうしても大浴場に行く勇気がなくて部屋のお風呂に入りました。

温泉から帰ってまもなく、ご主人が新聞の切り抜き記事を見せてくれました。乳房再建について私が取材を受けた記事でした。「その気があるなら、一緒について行ってやろうか？」と言ってくれたと、加藤さんはうれしそうに話してくれました。

「定年になってこれからゆっくり旅行にも行けるのに、孫と一緒に風呂も入れないんじゃかわいそうだし」と。

「でもひどいんです。乳腺外科の先生に再建したいから紹介状書いてって言ったら、『いい年して、東京まで手術に行かなくても、もういいじゃないですか』って言うんです。先生が教えてくれないからいい年になっちゃったんじゃないって言ったら、渋々書いてくれました」

再建には年齢も、未婚か既婚かも関係ありません。不便なことについては、年齢は関係ないのです。特に加藤さんのように胸が大きい方は片側がないとバランスがとれなくなったり、大きなパッドがわずらわしかったりします。皮膚伸展に無理がかからないように、保険はききませんが、反対側を小さくして持ち上げることを提案すると「是非やりたいです。給食の仕事を長年してましたから、へそくりがありますし」とおっしゃってご主人を苦笑いさせました。

エキスパンダーを入れる手術も、毎回の生理食塩水注入も、入れ換え手術も、乳輪乳頭移植まで、ご主人は毎回ついていらっしゃり、待合室で待ってらっしゃいました。ナースたちが「本当にやさしいですね」と感心すると、加藤さんは「帰りに東京でおいしいものを食べるのが楽しみで、私を理由に東京に来たいだけなんですよ」と笑っていました。

完成後、家族で行った温泉旅行のお土産に温泉まんじゅうを届けてくれ、「孫は5歳なんですけど、何となく不思議そうに見ていましたよ。娘は全然わからないって。もし自分も乳がんになってもこんなきれいに作れるなら安心だわですって」

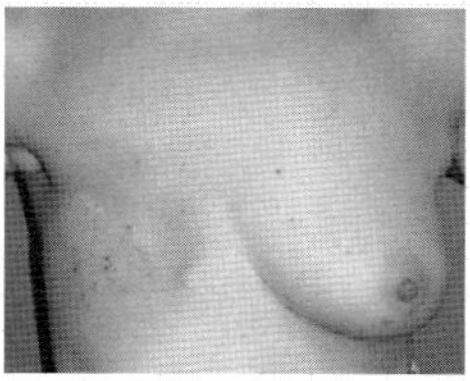

術前は平らな胸が悲しいだけでなく、パッドでかぶれたりと、トラブルも多かったそうです。

↓

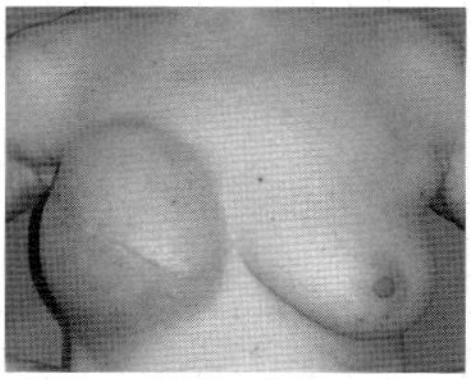

反対側を挙上することも視野に入れ、エキスパンダーで伸展。そろそろ入れ換えられる大きさに。

↓

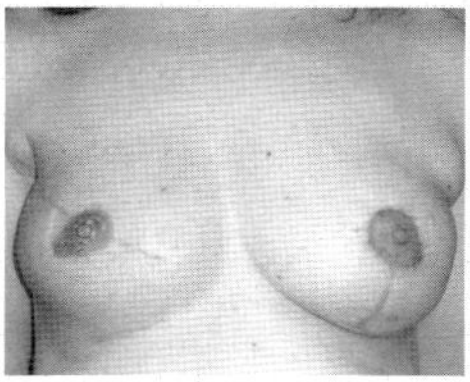

反対側を縮小挙上して少し小さくし、バランスのいいインプラントに入れ換え、乳輪乳頭は移植で完成。

Case 2

川田恵子さん（仮名） 46歳

- 2011年12月　イミーディエット
- 乳頭温存乳房切除術
  ＋センチネルリンパ節生検
  ＋エキスパンダーによる皮膚伸展

川田さんの職業は看護師。だから自分の病気のことも非常によく理解し、全摘が必要なことも十分にわかっていました。仲間に心配されるのもいやなので勤めていたのとは別の病院で手術を受けることにし、同時再建を希望しました。ただ一つこだわったのは、「乳輪乳頭を取りたくない」ということでした。

主治医も理解してくれ、乳頭温存乳房切除術をしてくれることになりましたが、A、C領域に乳がんがあったこともあり、やはり術後乳輪乳頭は上方に変位しました。それでも乳輪乳頭が残ったのはうれしいと川田さんはおっしゃり、術後の抗がん剤治療に臨まれました。

組織検査の結果、腋窩リンパ節に5個の転移があった川田さんは2種類の抗がん剤治療を終了後、6カ月後にインプラントへの入れ換え手術を行い、その後に放射線照射することになりました。

抗がん剤治療も入れ換え手術も問題なくすみ、やわらかいインプラントに交換して川田さんはとても喜んでくれました。

「再建があったから抗がん剤で髪が抜けてもがんばれたんです。髪が抜けた上に胸もなかったら本当につらかっただろうと思います」とナースに話していたそうです。同業者同士ということもあり、川田さんはうちのクリニックのナースとも色々な話をし、意見を言ってくれました。

入れ換え後間もなく、放射線照射が始まりました。川田さんはこれも淡々と乗り越えました。そして乳がん治療が一応終わったということで、看護師としての仕事もますます忙しくこなしていました。

ところが先日、久しぶりに検診にいらした川田さんの

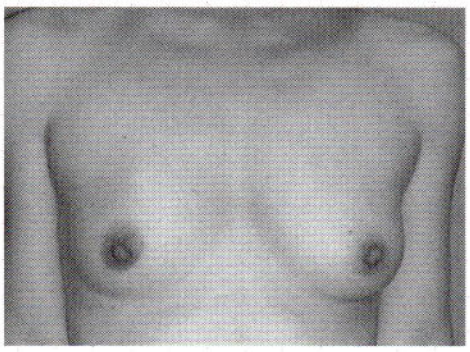

乳がん手術前。乳輪乳頭を残しての皮下乳腺全摘後、イミーディエットで再建予定。

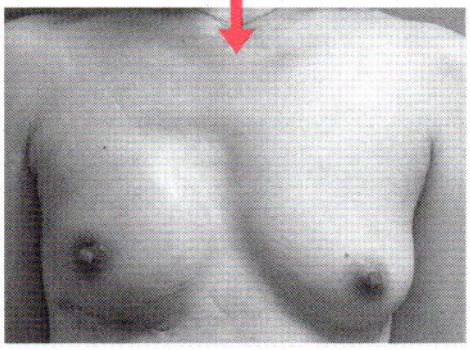

抗がん剤治療を受け、エキスパンダーで伸展し、インプラントに入れ換えたところ。これから放射線照射が開始。

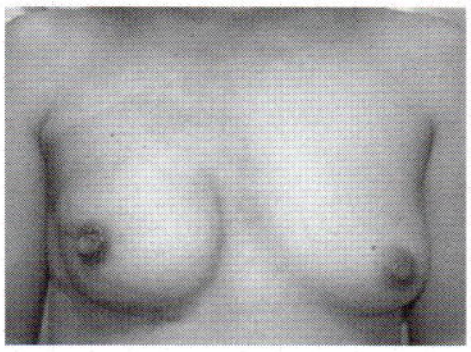

放射線照射を受け、術側の皮膚はやはりダメージを受けていることがわかります。

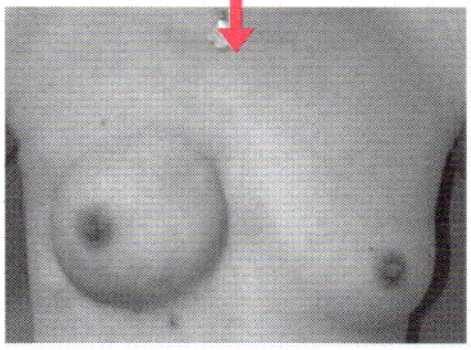

被膜拘縮を起こして変形し、硬くなってしまいましたが、あらためてマッサージをがんばることで様子を見ています。

乳房は被膜拘縮になっていました。聞いてみれば、最初はまじめに1日2回やっていた保湿マッサージを仕事が忙しくなるにつれてさぼりがち、忘れがちになっていたということでした。

　インプラントがひしゃげて変形しています。痛みはないと言いますが、明らかに形もおかしいので、被膜切除の手術をすすめました。しかし、すでに主任看護師として仕事復帰している川田さんはなかなか休みが取れないと言います。

「今からマッサージをがんばるので、もう少しこのままでいさせてください」と言うので「歯磨きと同じくらい習慣にしてくださいね。でも痛みが出てきたら手術適応ですよ」とお話ししたあと、お帰りになりました。

　照射患者さんの被膜拘縮の怖さがわかる一例でした。川田さんはその後きっとマッサージをがんばっていることと思っています。少しずつでも症状が改善し、次回の検診にいらしたときに「よかったね」と言えることを願っています。

Case 3

大木早苗さん（仮名） 66歳

●２０１０年12月 イミーディエット

●胸筋温存乳房切除術

＋センチネルリンパ節生検

＋エキスパンダーによる皮膚伸展

大木さんは、大きな会社の女社長です。いつも分厚いシステム手帳をめくって仕事をしておられました。

「とにかく忙しいんです。そのために毎年検診を受けていたのにそのときも非常に悔しそうでした。乳腺外科医は温存でもいいと言ったそうですが、形はともかく1カ月近くも放射線照射に通う時間がないので、全摘＋再建を選択したということでした。彼女の一挙手一投足から忙しさは十分理解できたので、私もスタッフも必要以上に「早く、早く」と思ってしまいます。

手術と同時にエキスパンダーを入れましたが、術前から入院期間をとても気にしていて、研修医が1週間以内と言ったのに、10日たっても退院できないとひどく怒っていました。

大木さんの胸は大きく、胸の大きい人は乳がん手術にも時間がかかり出血も多いのです。さらに腋窩リンパ節郭清をしたので、リンパ液の貯留も多く、ドレーンが抜けるまでに時間がかかりました。「ドレーンを早く抜いてしまうと、エキスパンダーの周りに浸出液がたまって、感染の原因になりがちですよ。そうなったら頻回に抜きにこなくてはならないから、困るでしょ？」という私の話を理解して少し穏やかになりましたが、それでも「そうやって理由を説明してくれればいいけれど説明がないとイラつくんです」とおっしゃっていました。

それから数日後に大木さんは退院されましたが、1週間後に私のクリニックにいらしたときはすでに周囲に浸出液が200cc近くたまっていました。

術後の治療は2種類の抗がん剤とハーセプチン。これもストレスだったようで、イラつきを通り越し、元気がなくなってきました。抗がん剤治療を受けながら、仕事で動き回り、1週間に1度たまった浸出液を抜きにくるという日々、とうとうブドウ球菌が検出されました。感染です。「少し考えたい」と言って帰られ、次の日に乳腺外科の病院で洗浄の手術をされたと連絡がありました。エキスパンダーは交換しなかったようですが、私は無事を祈るしかありませんでした。

人工物の感染でやっかいなのは、人工物が自然治癒をじゃますることで、感染したら交換するのが基本です。案の定、1カ月たっても感染は治らず、1種類目の抗がん剤が終了した時点で、再度私が洗浄し、エキスパンダーも交換し感染は一気に落ち着きました。しかし新しい抗がん剤が始まり、元気のなさは変わりません。「今度の抗がん剤は、4日目くらいに地中に突き落とされたように体調が悪くなるの」と言います。

それでも毎月水の注入にいらっしゃるので「体調の悪いときはパスすればいいんです」と話し、大木さんは安心されました。

抗がん剤治療も無事終了し、白血球の回復を待ってインプラントに入れ換えました。その後の経過は順調で、大木さんはまた明るく忙しい女社長に戻りました。

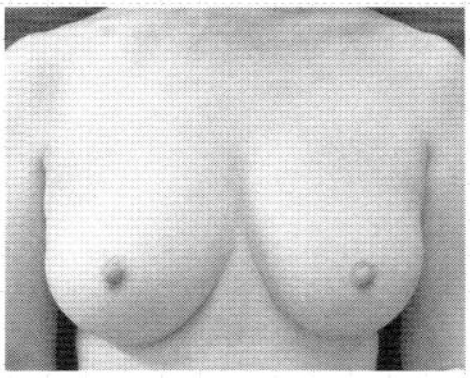

乳がん手術前。温存も可能でしたが全摘＋再建を選択し、イミーディエットで。大きめですが形もきれい。

↓

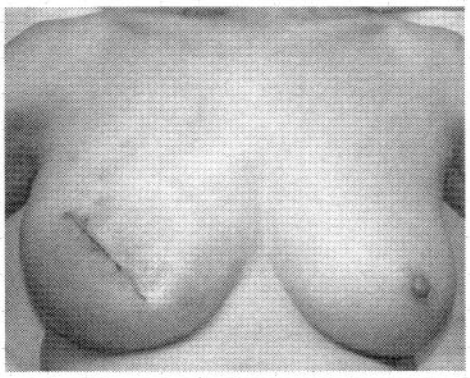

術後なかなかドレーンが抜けず、退院後にも浸出液がたまってしまいました。

↓

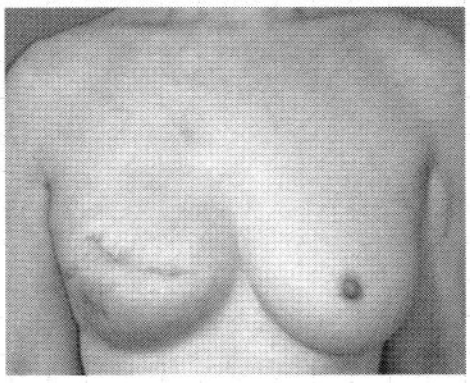

術後抗がん剤治療を終え、インプラントに入れ換え終了。その後の経過は良好ですが、乳輪乳頭を作る時間がないそう。

浜崎るり子さん（仮名）30歳

●2003年5月　イミーディエット
●乳頭温存乳房切除術
＋センチネルリンパ節生検
＋エキスパンダーによる皮膚伸展
●健側予防的切除

Case 4

浜崎さんはお母さんを乳がんで亡くしていました。そのせいかどうかわかりませんが、なんとなく暗い感じの女性でした。正確に言うと、暗いというより年齢の割にどこか冷めた感じがしました。私の外来にいらしたときも、「いつかは乳がんになると思っていたけれど、やっぱりなってしまった」と、淡々とおっしゃっていたのが印象的です。乳がんが見つかったのは左側だけでしたが、右側にも石灰化がありました。手術の数日前に、浜崎さんの主治医から連絡があり、「彼女が両方やりたいって言ってるんで、先生、そのつもりでいて」と。

手術の日の朝、彼女はまた淡々と「先生、すみません、迷惑かけて。でもどうせいつか反対側もなるかもしれないんだから、右も全摘して同時に作っちゃったほうが気持ちも楽かなと」と話していました。まだ日本では予防的乳房切除がこれほど有名になる前のことでした。

私がアメリカにいたころ、予防的乳房切除はまだ、今のように決して多かったわけではありませんでしたが、実際に何例かありました。

アンジェリーナ・ジョリーさんの告白以来、今でこそ遺伝外来をおく病院も増えてきましたし、遺伝カウンセラーという職業も育成されるようになりました。遺伝子検査や手術には保険はまだ適用されていません。しかし、自分の将来を決める上で大きな意味をもつ検査でもあるので、私は「知りたい人は調べればいいし、知りたくない人は調べなくてもいい」ということだと思っています。

特に形成外科医の立場では、患者さん本人が悩んでよくよく考え、乳腺外科医とも十分話し合って決めたこと

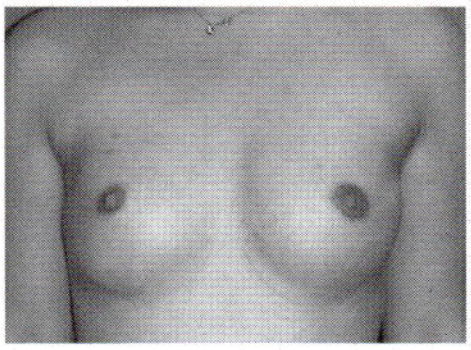

両胸を同時にインプラントに入れ換え。術前より少しふっくらとしたサイズに。

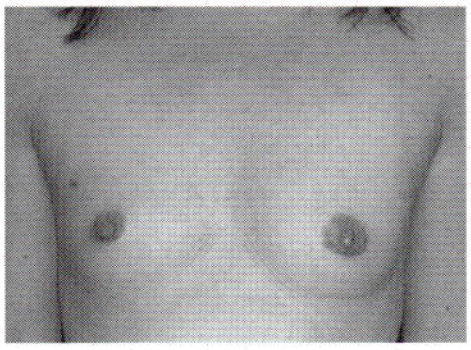

乳がん手術前。乳がんは左側でしたが、右側も予防的切除を希望。

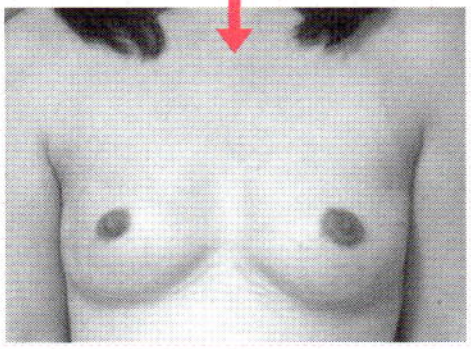

術後10年。右上の術前の写真とほとんど変わらない。両側の手術を受けているので、左右差もないのが特徴。

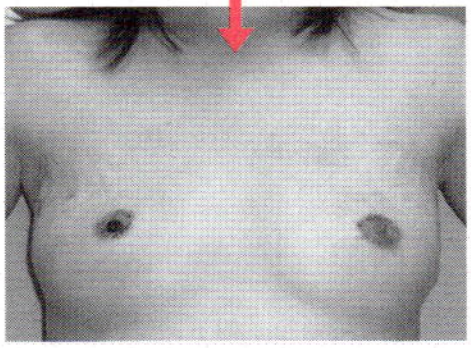

乳頭温存乳房切除術で両胸を手術。イミーディエットでエキスパンダーを入れたので、術前と変わらない。

であれば、私にできることはきれいに再建することなので、全力を尽くすのみです。

当時30歳独身だった浜崎さんは、その後誰が見てもとても明るくなりました。もちろん乳房もほぼ対称的に再建され、ぱっと見ただけでは、中がシリコンインプラントであることは全くわかりません。

「今はほとんど違和感もないし、自分の胸が偽物だったことも忘れちゃうんです」

浜崎さんは35歳で結婚し、38歳のときに男の子が誕生しました。

「さすがに、子どもが生まれたときは、『そうだった。おっぱいは出ないんだったって』。それも忘れていたくらい」と彼女は笑います。

今も年に1回検診に来てくれます。

「あの時、両側やっていなければ、今の私はいないかもしれないってことですよね?」と、言う彼女に「そんなことないと思うけどね」と心では思いながら、彼女の30歳の選択をあっぱれとも思う私ではありました。

Case 5

上野美紀さん（仮名） 26歳

●2005年12月 イミーディエット
●皮膚温存乳房切除術
＋リンパ節郭清
＋エキスパンダーによる皮膚伸展

ちょっと悲しい話を書きます。上野さんと初めて会ったとき、彼女は術前化学療法を終えたところで、おばさん二人が一緒でした。彼女のお母さんはすでに乳がんで亡くなっており、おばさんたちはお母さんの姉妹だったので、今思えば「明日はわが身」だったのかもしれません。上野さんより熱心に話を聞いていました。

術前に抗がん剤治療をしてもがんが思ったより小さくならず、結局全摘することになりました。上野さんはいわゆるいまどきの若い子で、深刻そうなおばさんを尻目に「どこまで理解しているのかな？」と思うくらいあっけらかんとしていました。そして最後に一言「先生、今より大きくできますか？　反対側も豊胸したいんですけど」と。すでに十分大きな胸でしたが、それが彼女の初めての意思表示だったので、私はすかさず「了解。私が反対側も豊胸しましょう」と答えると、おばさんたちは半ばあきれていましたが上野さんは本当にうれしそうに「がんばります」と答えてくれました。

次に会ったのは、乳がん手術後、退院してまもなくでした。エキスパンダーもきれいに入っており、痛みもなく上野さんはとてもにこやかでした。そして、1カ月して最初に水を入れにいらしたとき、「先生から治療はこれで終了って言われたの。放射線もかけなくていいって。俄然、豊胸できると思って」と満面の笑みで話してくれました。

それから1週間もしないうちに、主治医から一通のメールが来ました。「手術をして間もないのですが、今週再発が判明しました。肺転移、がん性リンパ管症、リンパ節転移で、治療は緊急を要する状態で、明日から抗がん剤を開始します。生命予後もおそらく月単位と予想されます。今後脳転移も懸念され、MRI撮影のため抜去術が必要になる可能性もあるかと思われます」

メールを読み、上野さんの満面の笑みが思い出されて胸が締めつけられました。そしてその数日後、また主治医から「ご本人に検査のためエキスパンダーを抜去する話をしたところ『胸がなくなるくらいなら死んだほうがいい』と抵抗しています」とメールがきました。私はすぐに彼女に会いに行きました。

相変わらずいまどきの感じで、でも彼女はきっぱりと言いました。「先生が豊胸してくれるって言ったから、全摘してエキスパンダーを入れたんだから、絶対抜かない」と。私が「でも、MRIが撮れないと脳に転移してるかどうかもわからないでしょ？　とりあえずインプラントに入れ換えればMRIは撮れるからそうしない？」と聞いてもゆずりません。

「先生、最短でも6カ月、理想は8カ月かけて伸ばすって言ってたでしょ？　早く入れ換えたらそれだけ被膜拘縮になりやすいんでしょ。それに今、入れ換えたんじゃ、豊胸できないよね」

彼女は私の話をすべてきちんと理解していたことに正直私は驚きました。同時に『命がなくなったら、被膜拘縮どころじゃないのに……』と思いました。

それから2カ月して彼女は亡くなりました。訃報を聞いたとき、私は言いようのない無力感に襲われていました。

ある日、上野さんのお父さんが訪ねてくださり、「娘は最期までエキスパンダーの入った胸をなでていました。家内は再建もせず、娘とお風呂に入っていたので、娘はそれが悲しかったんだと思います。自分はこうなりたくないと思っていたようです。ふくらんだ胸で亡くなったことは幸せだったと思います」

妻と娘を乳がんに奪われたお父さんはどんな気持ちだろうと思うと同時に、上野さんのことを知らせてくださったことに心から感謝しました。同時再建のむずかしさ、個人の価値観について年若い上野さんから教えられたような気がしました。

フォローアップはいつまでするのか

フォローアップとは1年に1回、検診を受けることで、人工物による乳房再建に健康保険が適用になった際、フォローアップも義務づけられました。乳輪乳頭の作成が終わったばかりの人、私が大学病院に勤務していたころに穿通枝皮弁をした人などいろいろな方がいます。中には「まだ毎年来ないとだめですか？」とおっしゃる方も。でもフォローアップは一生続けることが大切。

実例1 Sさんの例

ディレイド（二次再建）できれいに再建できているSさん。再建後12年たち、この本に写真をのせることも快諾してくださいました。乳がん手術をした病院でも執刀医は定年退職され、引きついだ医師からも去年「もう卒業でいいですよ」と言われてしまったと笑っていました。しかし今年いらしたとき、反対側にしこりがあると不安そうに言います。クリニックの乳腺外科医に超音波検査をしてもらうと「どうも怪しい」と。結果としてそれは片側乳房切除から14年、再建後12年の異時性乳がんでした。

実例2 Fさんの例

Fさんが最初に乳がんになったのは32歳のときです。非常に大きなきれいな胸で、最初は温存しましたが、結局取り切れず全摘＋再建となった方です。私がインプラントに入れ換えて乳輪乳頭を作成してからちょうど10年たったとき、再建側の傷の近くに局所再発しました。

実例3 Tさんの例

Tさんは他院でイミーディエット（同時再建）で再建した方です。再建した形成外科医がやめてしまって、私のクリニックでのフォローアップを希望され、再建後5

年までは毎年検診にいらしていましたが、遠方だったこともあってしばらくいらっしゃらず、今年5年ぶりに「形が変わっているのでみてほしい」と電話がありました。

Tさんにはベッカーと言われるシリコンと生理食塩水バッグ一体型が入っていました。当時、少し流行ったもので、開発した先生は「シリコンが怖いと思っている人には周囲を生食バッグで覆われているこのインプラントはいい。日本人の小さい胸にも最高」とおっしゃっていました。サイズが少ないこと、インプラントの周囲のシェルが通常のシリコンインプラントより硬いこともあって、私はあまり使用しませんでした。Tさんの再建乳房はうちにいらした当初とはあきらかに様子が異なり、被膜拘縮Ⅲ度になっていました。手術をしてみると、インプラントは見事に壊れていました。

実例4 Yさんの例

Yさんはイミーディエット（同時再建）でエキスパンダーを入れ、インプラントで再建して20年。10年続いたホルモン療法も終わり、「反対側がすっかり年をとってしまった」と嘆いていました。確かにホルモン剤の治療は女性ホルモンの分泌を抑制するので、健側が小さくなったり、しぼむ方は少なくありません。そのまま閉経すればなおのことです。「いまさらこっちも若返らせるのはおかしいかしら?」とたずねるので、そんなことはないですよ。平均寿命は86歳、まだまだ先は長いですよと言うと、たちまち笑顔になられました。

たった数分で終わる診察ですが、フォローアップ外来にはいろいろなドラマがあります。私は初診のときに「あなたと私が生きている限り1年に1回はいらしてください」とお話しします。人工物を入れた者の責任として、私が見守ることがいちばん大切だからです。最近は若年性の患者さんが増え、明らかに私のほうが先に逝きそうということも多いですが、再建をした以上、どんなに変わりがなくても最後まで1年に1回のフォローアップは受け続けていただきたいと思います。

乳房再建 Q&A

乳房再建は簡単にやり直せることではありません。疑問に思うことはきちんと理解してから、自分に合った選択をすることが最も重要だと思います。

Q 自家組織と人工物どちらがいいですか？

A どちらにも長所と短所があります。しかし、これまで自家組織は保険がきくからと選択されてきましたが、今はどちらも同じように保険適用です。私は体のほかの部分に新しく傷を作り、最低でも1週間以上の入院が必要で、体にも家計にも負担の大きい自家組織再建に比べ、日帰りでも受けられ、傷を増やさない人工物再建が、患者さんにとって負担の少ない術式だと思っています。

Q 放射線照射をしていると再建できないのですか？

A できないことはありませんが、難易度は高いでしょう。特に人工物での再建では、時間もかかり、結果が劣ることも確かです。合併症を起こしやすいことも否めません。自家組織の場合、照射した皮膚を取り除いて皮膚ごと移植することができます。P84の放射線照射と乳房再建も参照し、担当医とよく相談して決めましょう。

Q 再建した乳房は反対側の乳房と同じになりますか？

A サイズはたくさんあってもインプラントは既製品ですから、全く同じにはなりませんが、服や水着を着たときにはほとんどわからず、人と入浴しても気づかれないくらいにはなります。反対側の乳房が極端に小さかったり、大きかったり、垂れている場合、豊胸や挙上、縮小（P66参照）でバランスをとったほうがいいこともあるので、担当医とよく相談しましょう。自家組織でも体質や形成外科医の技術などで、必ずしも左右対称になるわけではありません。

Q 乳房切除術から乳房再建までどのくらい待てばいいのでしょうか？

A 患者さんの状況と外科医の考え方次第です。イミーディエット（同時再建）があるのですから、すぐに再建できる場合もあります。しかし、がんの種類や進行度などにより、再建してもそれを捨てなければならなくなることもあります。特に自家組織で再建した場合、お腹や背中に組織を戻すことはできませんし、傷もなくなりません。時期については乳腺外科医とよく相談しましょう。

Q 人工物で再建した胸は冷たいのですか？

A 自家組織再建の胸があたたかくやわらかいのは、体の一部である脂肪や筋肉を使い、血が通っているからです。シリコンは「冷たい」と感じる人もいることは確かです。しかし、これはシリコンインプラントの性質だけでなく、乳がん手術の際の脂肪の残り方にも関係するようで、脂肪が残っている胸では全く冷たさを感じない人もいます。感じる人でも体のほかの部位に比べて温度が低い気がするというレベルで、ヒヤッとするほど冷たいわけではありません。

Q 脂肪注入で乳房再建できると聞いたのですが。

A 再建に使えるのは、単に吸引された脂肪ではなく、不純物などを取り除き、細胞を含んだ脂肪幹細胞です。脂肪幹細胞の量は脂肪の総量のごく一部。これで乳房を全部再建するのは今のところむずかしいと私は思っています。脂肪幹細胞は定着率が高く、リップリングやわきの下のへこみなどを修正するのには効果的です。

Q 乳房再建は乳がん検診に支障はありませんか？

A 乳房再建は再発を誘発も予防もしません。再建後も定期的な検査は必要です。人工物再建では、エキスパンダーもインプラントも大胸筋の下に入れるので、診断のじゃまになることはなく、触診、マンモグラフィー、超音波、ＣＴなども問題なく行えます。ただ、エキスパンダー挿入中は金属が体内にあるのでＭＲＩ撮影ができず、骨シンチでも金属部分に集積が見られることがあるので、再建前に外科医に検査について確認してください。

岩平佳子(いわひらよしこ)

形成外科医。ブレストサージャリークリニック院長。東邦大学医学部卒業後、東邦大学医学部付属大森病院、慶應義塾大学医学部形成外科学教室を経て、東邦大学医学部形成外科学講座講師に。マイアミ大学形成外科、エモリー大学形成外科へ留学し、東邦大学医学部形成外科学講座助教授に。2003年乳房再建専門クリニックとして、ブレストサージャリークリニックを開設。人工物による乳房再建の第一人者。再建のほかにも乳房のあらゆる悩みに対応しています。女性の立場に立ってのカウンセリング、精神面でのフォローも充分に配慮していて、多くの乳がん患者の支持を得ています。年間数百の再建術をこなす合間に、乳房再建を社会的に広めるため、講演や執筆などで広く活躍中。著書に『乳房再建ここまでできる』(講談社)『ブラック・ジャックになりたくて』(日本放送出版協会)がある。

これからの乳房再建《にゅうぼうさいけん》BOOK

平成27年5月31日第1刷発行

著　者　岩平佳子《いわひらよしこ》
発行者　安藤隆啓
発行所　株式会社主婦の友インフォス情報社
〒101-0064　東京都千代田区猿楽町1-2-1
電話 03-3295-9465(編集)
発売元　株式会社主婦の友社
〒101-8911　東京都千代田神田駿河台2-9
電話 03-5280-7551(販売)
印刷所　大日本印刷株式会社

ISBN978-4-07-299708-6

◆ *Staff*
装丁/大薮胤美(フレーズ)
本文デザイン/中村美樹(フレーズ)
表紙イラスト/オオノマユミ
本文図版/角 慎作
医療費指導/内藤眞弓
校正/東京出版サービスセンター
編集制作/韮澤恵理(主婦の友インフォス情報社)